CONTRIBUTION A L'ÉTUDE

DE LA

RATE DANS LES MALADIES INFECTIEUSES

PAR

Le Docteur Fernand BEZANÇON

Ancien interne lauréat des hôpitaux de Paris (médaille d'argent de médecine, 1891)
Chef du laboratoire de clinique chirurgicale de la Pitié
Secrétaire de la Société anatomique

PARIS

G. STEINHEIL, ÉDITEUR

2, RUE CASIMIR-DELAVIGNE, 2

1895

CONTRIBUTION A L'ÉTUDE

DE

LA RATE DANS LES MALADIES INFECTIEUSES

DU MÊME AUTEUR

1891. — **Anévrysme de l'aorte.** *Bull. Soc. anat.*, 20 mars 1891.
— **Cancer primitif du médiastin.** *Bull. Soc. anat.*, 24 avril 1891.
— **Cancer de l'épiploon.**. *Bull. Soc. anat.*, 20 nov. et thèse LAVOCAT.

1892. — **Rétrécissement cancéreux du pylore. Atrophie généralisée des viscères. Aspect infantile du cœur.** *Bull. Soc. anat.*, 23 décembre.

1893. — **Rétrécissement du canal cholédoque. Atrophie de la vésicule biliaire. Insuffisance hépatique.** *Bull. Soc. anat.*, 17 février.
— **De la tachycardie symptomatique dans le cours de la tuberculose.** *Bull. Soc. de biol.*, 11 mars 1893.
— **Le cœur chez les tuberculeux.** Revue générale. *Annales de médecine*, 1893.
— **Cirrhose du foie. Infarctus de la rate.** *Bull. Soc. anat.*, 30 juin 1893.
— **Kystes multiples du foie, d'origine biliaire** (en collaboration avec M. TOUCHARD). *Bull. Soc. anat.*, 27 octobre 1893.
— **Abcès froid de la paroi thoracique** (en collaboration avec M. SOULIGOUX.) *Bull. Soc. anat.*, 10 novembre 1893 et in thèse Souligoux, Paris, 1894.
— **Ictère chronique par rétention biliaire. Obstruction du canal hépatique au niveau du hile par un épithélioma à cellules cylindriques.** *Bull. Soc. anat.*, 17 novembre.
— **Cirrhose hypertrophique alcoolique du foie; épithélioma alvéolaire à cellules polymorphes.** *Bull. Soc. anat.*, 17 novembre 1893.
— **Endocardite infectieuse à streptocoques; gangrène sèche du membre inférieur gauche.** *Bull. Soc. anat.*, 8 décembre 1893.

1894. — **Ulcérations du cæcum. Abcès du foie.** *Bull. Soc. anat.*, 5 janvier.
— **Tachycardie symptomatique de la tuberculose. Tachycardie avec asystolie. Essai de pathogénie.** *Revue de médecine*, 10 janvier 1894.
— **Endocardite végétante expérimentale par un streptocoque d'origine salivaire sans traumatisme valvulaire** (en collaboration avec M. F. WIDAL). *Société méd. des Hôpit.*, 20 avril 1894.
— **Présence des streptocoques dans la bouche normale** (en collaboration avec M. F. WIDAL). *Société méd. des Hôpit.*, 1er juin 1894.
— **Les streptocoques de la bouche normale et pathologique** (en collaboration avec M. F. WIDAL). *Société méd. des Hôpitaux*, 27 juillet 1894.
— **Etude bactériologique et expérimentale des streptocoques** (en collaboration avec M. F. WIDAL, in article **Streptococcie et érysipèle de la face** de M. F. WIDAL. *Traité de médecine et de thérapeutique* de M. BROUARDEL, t. I.
— Article **Maladies de la rate** (en collaboration avec M. BRUHL). In *Manuel de médecine de MM. Debove et Achard*, t. V.
— **Cirrhose tuberculeuse expérimentale; généralisation du processus sclérogène** (en collab. avec M. F. WIDAL). *Soc. de Biol.*, 29 déc.

1895. — **Myélites infectieuses expérimentales à streptocoques** (en collaboration avec M. F. WIDAL). *Société médicale des Hôpitaux*, 18 janvier 1895 et *Annales Inst. Pasteur*, février 1895.
— **Examen des deux moelles d'érysipélateux** (en collaboration avec M. F. WIDAL). *Société médicale des Hôpitaux*, 25 janvier 1895.
— **Le microbe de l'influenza. Le pneumo-bacille de Friedlænder.** Revues générales, *Médecine moderne*, janvier, mars 1895.

IMPRIMERIE LEMALE ET Cie, HAVRE

CONTRIBUTION A L'ÉTUDE

DE LA

RATE DANS LES MALADIES INFECTIEUSES

PAR

Le Docteur Fernand BEZANÇON

Ancien interne lauréat des hôpitaux de Paris (médaille d'argent de médecine, 1894)
Chef du laboratoire de clinique chirurgicale de la Pitié
Secrétaire de la Société anatomique

PARIS

G. STEINHEIL, ÉDITEUR

2, RUE CASIMIR-DELAVIGNE, 2

1895

CONTRIBUTION A L'ÉTUDE

DE LA

RATE DANS LES MALADIES INFECTIEUSES

INTRODUCTION

Malgré les modifications profondes apportées dans l'aspect extérieur de la rate par les diverses infections humaines et expérimentales, et malgré le rôle considérable attribué à cet organe par la théorie de la phagocytose dans la défense de l'organisme contre les bactéries, l'étude anatomo-pathologique de la rate infectieuse est à peine ébauchée.

Si l'on établit en effet le bilan des divers travaux parus sur ce sujet, on voit que la rate n'a guère été étudiée que dans quelques maladies, la fièvre typhoïde, la fièvre récurrente, l'impaludisme, la tuberculose, et l'on ne trouve aucun document sur l'état de la rate dans les autres infections, dans la pneumonie, l'érysipèle, la fièvre puerpérale, la diphtérie, pour ne citer que les maladies infectieuses les plus importantes.

C'est à combler cette lacune dans la mesure de nos forces que nous nous sommes attaché. Il nous a fallu par suite faire le plus souvent œuvre personnelle dans ce travail et la plupart des chapitres ont été rédigés d'après nos seules observations ; que ce soit là l'excuse du grand nombre d'imperfections qu'on y rencontrera !

Nous avons fait d'abord, pour chaque maladie infectieuse, à un triple point de vue, clinique, anatomo-pathologique et bactériologique, l'*étude analytique* des caractères de la rate, puis nous avons cherché, dans un chapitre d'ensemble, à grouper les documents que nous a fournis cette analyse et à les interpréter. Cette étude a porté : 1° sur les maladies infectieuses humaines, 2° sur les infections expérimentales.

Dans les modifications apportées par l'infection dans la rate, nous avons cherché surtout à distinguer celles qui traduisent la réaction fonctionnelle, la part active que prend l'organe dans la résistance contre la maladie, des lésions proprement dites de l'organe.

Cette étude *synthétique* de la rate infectieuse nous a amené à formuler quelques hypothèses au sujet du rôle que joue la rate au cours des maladies infectieuses : *rôle de destruction des bactéries dans les mailles de la pulpe, dans quelques circonstances, rôle beaucoup plus général et beaucoup plus important de fabrication active des leucocytes phagocytaires.*

Nous avons cherché enfin à contrôler ces hypothèses, en faisant une revue rapide des nombreux travaux d'expérimentation entrepris pour étudier le rôle de la rate dans les maladies infectieuses, et en rapportant quelques expériences personnelles.

Nous avons fait précéder ce travail d'une courte étude sur la structure de la rate normale et d'une revue de l'état actuel de nos connaissances sur la physiologie et la séméiologie de la rate.

Qu'il nous soit permis, avant d'aborder ce travail, de rappeler les noms des maîtres qui nous ont guidé dans le cours de nos études médicales :

M. le professeur Tillaux fut notre premier maître dans les hôpitaux et nous a toujours témoigné depuis la plus grande bienveillance; nous sommes heureux de pouvoir l'en remercier ici.

M. le Dr Rigal nous a initié à la Clinique médicale; ses préceptes sont toujours restés gravés dans notre mémoire.

Nous avons été l'externe de M. le professeur Guyon; nous ne saurions trop lui exprimer notre gratitude pour toutes les marques de sympathie qu'il nous a données et pour l'intérêt qu'il n'a cessé de nous témoigner.

Nous sommes heureux de remercier M. le Dr Barié, des précieux enseignements cliniques qu'il nous a donnés pendant notre première année d'internat à l'Hospice des Ménages.

Nous n'oublierons jamais la profonde impression que fit sur nous l'enseignement clinique de notre maître M. le Dr Faisans; qu'il nous permette de lui rappeler que l'année passée dans son service à l'hôpital de la Pitié fut une des plus agréables et des plus profitables de notre internat.

M. le Dr Dreyfus-Brisac nous a largement fait puiser dans sa grande expérience clinique et a toujours été pour nous le meilleur des maîtres ; qu'il veuille bien recevoir ici l'expression de notre affectueuse reconnaissance.

M. le professeur Cornil nous permettra de nous dire doublement son élève : non seulement nous avons été son externe et son interne, mais nous avons pu profiter également de son précieux enseignement à son laboratoire de la Faculté, dont il a mis gracieusement les ressources à notre disposition. Il nous a fait enfin le grand honneur d'être notre président de thèse. Nous le prions de croire à notre respectueux attachement.

Nous avons été heureux de terminer nos études dans le service de M. le professeur Debove. Par son esprit critique et son grand sens médical, nul n'était plus capable de former notre jugement et de compléter notre instruction médicale. Nous ne saurions trop lui exprimer ici notre reconnaissance.

M. le professeur Berger a bien voulu nous choisir comme chef du laboratoire de son service de clinique chirurgicale de la Pitié ; nous tenons à lui en témoigner notre profonde gratitude.

Que MM. Albarran, Achard, Brault, Brocq, Brun, Gilbert et Lion nous permettent de les remercier ici de tout l'intérêt qu'ils nous ont porté pendant le cours de nos études médicales.

MM. Chantemesse et Widal ont été pour nous des amis autant que des maîtres ; nous n'oublierons jamais combien ils nous ont rendu facile notre tâche, en nous permettant de travailler à leurs côtés au laboratoire de M. Cornil et en nous offrant le précieux avantage de leur collaboration.

DIVISION DU TRAVAIL

PREMIÈRE PARTIE

Cette première partie comprend trois chapitres dans lesquels nous passons successivement en revue la *structure*, la *physiologie* et la *séméiologie* de la rate normale.

DEUXIÈME PARTIE

Étude analytique des caractères cliniques, anatomo-pathologiques et bactériologiques de la rate dans les maladies infectieuses aiguës et chroniques humaines.

Cette deuxième partie comprend trois chapitres dans lesquels nous passons successivement en revue :

I. — *Les maladies infectieuses généralisées :* fièvre typhoïde, typhus exanthématique, fièvre récurrente, impaludisme, tuberculose, fièvres éruptives, etc.

II. — *Les maladies infectieuses locales susceptibles de généralisation microbienne :* pneumonie, érysipèle, grippe, maladies puerpérales, etc.

III. — *Les maladies infectieuses locales, non susceptibles de généralisation microbienne :* diphtérie, choléra, tétanos.

TROISIÈME PARTIE

Étude analytique des caractères anatomo-pathologiques et bactériologiques de la rate dans les maladies infectieuses expérimentales.

QUATRIÈME PARTIE

Étude synthétique des caractères de la rate infectieuse et discussion du rôle de la rate dans les maladies infectieuses

PREMIÈRE PARTIE

Anatomie. Physiologie. Séméiologie.

CHAPITRE PREMIER

Structure de la rate.

SOMMAIRE. — Aspect général. Capsule et prolongements fibreux. — Corpuscules de Malpighi (réticulum et lymphocytes) et artérioles. — Pulpe splénique (réticulum, hématies, leucocytes, cellules de la pulpe). — Capillaires veineux et veines. — Connexions de la pulpe et du système vasculaire. — Lymphatiques, nerfs. — Développement.

La rate reçoit par l'intermédiaire de l'artère splénique, branche du tronc cœliaque, une quantité de sang de beaucoup supérieure à celle qui est nécessaire à sa nutrition (1). Cette richesse vasculaire se révèle dès que l'on fait une section de l'organe qui apparaît d'un rouge foncé, et vire au rouge vif par oxydation, lorsque la coupe a été faite depuis quelque temps.

La rate est entourée d'une *capsule* résistante qui, au niveau du hile

(1) Nous ne décrirons pas dans ce travail la configuration extérieure et les rapports de la rate; ces points d'anatomie sont bien étudiés dans les ouvrages classiques et dans les thèses récentes de Vallée (Paris, 1892) et de Fleury (Paris, 1893); nous ne dirons que quelques mots du poids de la rate normale, ayant besoin de connaître exactement ce dernier afin de le comparer à celui des différentes rates infectieuses. D'après Sappey, la rate normale pèse 195 gr.; d'après Fleury, 182 gr.; d'après d'autres auteurs, Frerichs en particulier, il y a des variations considérables et la rate pesait, dans les divers cas observés, de 125 à 250 gr. environ; chez l'enfant nouveau-né, elle pèse de 8 à 9 gr. d'après Frerichs; elle atteint 32 gr. à l'âge d'un an, d'après Vallée, et augmente de 10 gr. chaque année jusqu'à huit ans, de 6 gr. dans la suite jusqu'au complet développement.

Chez le vieillard la rate est petite; son poids ne dépasse pas 100 à 125 gr. et est souvent beaucoup au-dessous de ce chiffre.

D'après Ch. Richet (*Arch. de physiol.*, 1894), le poids de la rate est très sensiblement proportionnel au poids du corps, soit en moyenne 2 gr. par kilogr.

de l'organe, se réfléchit pour pénétrer dans l'intérieur du parenchyme en accompagnant les vaisseaux.

De cette capsule et du prolongement intérieur qui accompagne les vaisseaux, se détachent perpendiculairement des tractus d'apparence fibreuse qu'on aperçoit d'ordinaire sur la coupe d'une rate normale et qui dessinent un réseau plus ou moins compliqué.

Entre les mailles de ce réseau, existent, disséminés sur le fond rouge de l'organe, des points blancs arrondis, de la grosseur d'une petite tête d'épingle. Ces points, qui passent souvent inaperçus dans la rate humaine, sont au contraire nettement perceptibles dans la rate de certains animaux (lapin, cobaye, souris), où la structure de l'organe est pour ainsi dire schématisée.

Chez ces animaux, sur une section perpendiculaire au grand axe de la rate, on voit se détacher, sur le fond rouge de la coupe, cinq à six points blancs plus ou moins arrondis. Ces amas sont désignés sous le nom de corpuscules de Malpighi; ils sont tantôt arrondis, tantôt allongés et d'aspect ovoïde, et présentent toujours comme caractère fondamental d'être placés sur le trajet d'une petite artère dont on voit la section, transversale lorsque les corpuscules sont arrondis, longitudinale lorsque ceux-ci sont allongés, de telle sorte que l'on comprend facilement que ces amas sont des sphéroïdes, ou plutôt des corps oblongs, coupés selon leur grand ou leur petit diamètre.

Entre ces amas s'étend la pulpe splénique. Celle-ci doit, comme les corpuscules, être étudiée d'abord chez les animaux (cobaye, lapin, souris). Chez ceux-ci, elle renferme :

1° Des *tractus*, qui partis de la capsule se ramifient dans l'intérieur du parenchyme et s'anastomosent avec des tractus de même nature qui se détachent des gaines fibreuses que l'on voit de place en place, autour des gros vaisseaux de l'organe ;

2° *De grands cordons formés de tissu réticulé* et remplis de cellules lymphatiques et d'hématies mélangées, cordons qui dessinent dans la pulpe, un système continu anastomotique (voir fig. I) ;

3° De *larges capillaires*, n'ayant pour paroi qu'un simple endothélium, et formant un vaste réseau tortueux, qui sépare les uns des autres les grands cordons réticulés dont nous venons de parler, de telle sorte que cordons réticulés et grands capillaires s'intriquent l'un dans l'autre comme les pièces découpées d'un jeu de patience ;

4° Des *artères* et des *veines* réunies dans une gaine fibreuse commune ou possédant chacune une gaine séparée.

Chez l'homme la rate présente une structure identique, mais il n'existe pas de système de cordons de tissu réticulé aussi nettement limités que chez le lapin ou le cobaye; le tissu réticulé de la pulpe et les grands capillaires s'intriquent si profondément qu'il est difficile d'en comprendre les rapports, si l'on n'a pas étudié auparavant des coupes de rate d'animal.

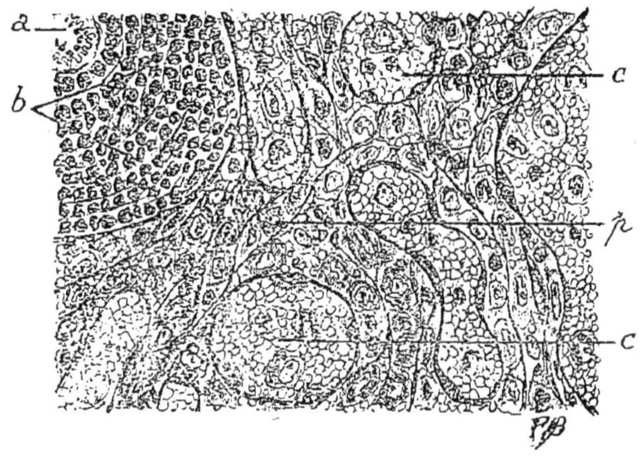

Fig. 1. — Coupe d'ensemble montrant les rapports des capillaires veineux avec la pulpe splénique (rate de cobaye demi-schématique).
a, artériole; *b*, corpuscule; *c*, capillaires veineux; *p*, pulpe splénique.

Nous pouvons maintenant examiner en détail les diverses parties dont nous avons vu les rapports ; nous ferons cette étude surtout chez l'homme, en indiquant seulement les principaux caractères que présente la rate chez les quelques animaux qui servent d'ordinaire dans les laboratoires.

Capsule et prolongement fibreux. — Nous avons vu que cette capsule au niveau du hile de la rate se réfléchissait pour pénétrer avec les vaisseaux dans l'intérieur du parenchyme ; elle forme d'abord autour des artères et des veines une gaine commune, puis, lorsque ces vaisseaux se séparent, des gaines isolées, plus épaisses en général autour des artères qu'autour des veines.

De ces gaines vasculaires, surtout des gaines veineuses, se détachent des travées qui vont s'anastomoser avec les travées de même nature qui partent de la capsule.

Ces travées, de même que les gaines et la capsule, sont formées de fibrilles conjonctives et de fibres élastiques très minces, entre lesquelles on aperçoit de place en place, des cellules aplaties et des fibres-cellules musculaires lisses. Ces dernières sont rares chez l'homme, et leur existence même n'est pas admise par tous les auteurs; chez certains animaux (chien, chat, mouton, etc.), elles sont par contre extrêmement développées, surtout dans les parties profondes de la capsule (1).

Corpuscules de Malpighi et artérioles. — Nous avons vu quels rapports intimes unissaient les corpuscules aux artères; celles-ci, après s'être séparées des veines, ne tardent pas à se résoudre en un pinceau d'artérioles ; c'est sur leur trajet que sont appendus les corpuscules.

Ces artérioles ne se terminent pas toutes de la même façon; les unes vont directement à la pulpe, d'autres vont aux corpuscules et s'y terminent, d'autres enfin, traversent un ou plusieurs corpuscules successifs pour aller se terminer dans la pulpe.

L'examen des coupes montre bien la situation exacte de l'artériole, dans le corpuscule; tantôt elle en occupe exactement le centre; tantôt elle se trouve placée en dehors de celui-ci, plus ou moins latéralement; il n'est pas rare enfin de trouver, dans un même corpuscule, deux artérioles et même davantage.

Ces artérioles à leur traversée du corpuscule envoient dans celui-ci un réseau de capillaires nourriciers.

Quant aux corpuscules, ce ne sont pas des amas nettement arrondis, mais bien plutôt des ovoïdes extrêmement allongés dont la petite extrémité se prolonge en décroissant sur le trajet des artères. Frey a bien montré cette disposition : « Au niveau du point où les branches artérielles se séparent des veines, la gaine artérielle

(1) Ce système varie chez les différents mammifères, très peu développé chez la souris, le cobaye, le lapin, il est très développé chez le cheval, porc, mouton, bœuf, chien, chat; chez l'homme il tient l'intermédiaire entre ces deux extrêmes.

éprouve une modification : son tissu conjonctif fibreux se transforme en tissu conjonctif réticulé, en véritable tissu lymphoïde ; cette transformation, généralement accompagnée d'une augmentation de volume, se fait progressivement de dehors en dedans et finit par envahir les gaines artérielles proprement dites ; l'enveloppe artérielle devient petit à petit une gaine lymphatique ; de là, production de renflements plus volumineux, mieux circonscrits, de formes diverses, qui se transforment enfin en corpuscules de Malpighi. »

Ces corpuscules apparaissent sur les coupes nettement délimités ;

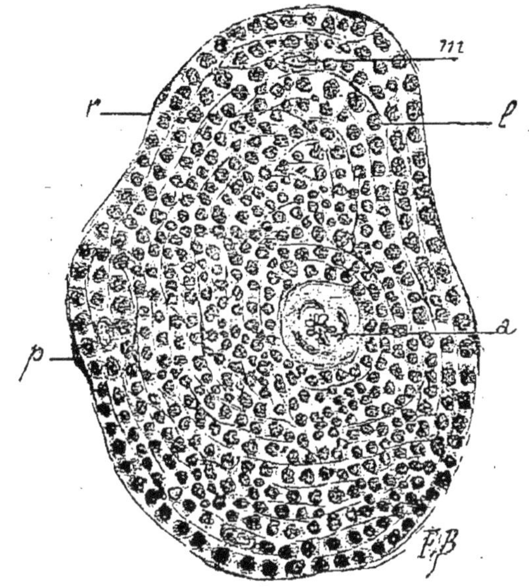

Fig. 2. — Corpuscule de Malpighi normal.
a, artériole ; *l*, lymphocyte ; *m*, leucocyte mononucléaire ; *r*, travée du réticulum ; *p*, cellule aplatie.

ils ne possèdent cependant pas de membrane d'enveloppe et le réticulum qui les forme se continue avec celui de la pulpe, mais on les distingue facilement grâce à l'opposition qui résulte de la différence de structure du corpuscule et de la pulpe.

Dans certains cas, le corpuscule n'apparaît pas homogène et l'on peut lui distinguer deux zônes, qui chez certains animaux sont délimitées par une ligne circulaire (1).

(1) Chez le chat, les corpuscules ont une forme toute spéciale. On ne saurait mieux

Le corpuscule est essentiellement formé d'une trame et de cellules lymphatiques.

Réticulum. — La trame est constituée par des travées disposées en séries concentriques, travées qui s'unissent les unes aux autres en formant un vaste réticulum dans les mailles duquel sont contenues les cellules lymphatiques qui elles-mêmes apparaissent en séries concentriques. D'après Frey, les mailles de ce réseau sont plus serrées et plus résistantes à la périphérie, plus larges et à trabécules plus minces vers le centre, où elles se terminent au niveau de la tunique externe de l'artère.

Les histologistes ne s'entendent pas sur la structure du réticulum du corpuscule et en général sur celle du réticulum de toute la rate ; tandis que pour la plupart des auteurs, M. Ranvier en particulier, ce réticulum a les caractères du tissu réticulé des organes lymphatiques, c'est-à-dire est formé de fines fibrilles de tissu conjonctif anastomosées et tapissées de cellules plates, pour d'autres auteurs (His, Kölliker, Frey, Laguesse), ce réticulum est formé de cellules ramifiées et anastomosées. Laguesse considère que ce réticulum n'est autre chose que le reliquat des grandes cellules ramifiées qui forment le tissu de la rate chez l'embryon, les prolongements de ces cellules se rétréciraient, perdraient leurs granulations, le noyau s'atrophierait et finirait par disparaître ; cependant, même chez l'adulte, on pourrait observer des noyaux engagés à l'intérieur même de la substance de la travée et non appliqués à sa surface ; ce réticulum enfin, chez le fœtus, ne se continuerait pas avec les fibrilles de la capsule.

Cellules lymphatiques du corpuscule. — Ce sont des cellules arrondies, de 4 à 8 μ de diamètre environ, formées d'un protoplasma extrêmement peu abondant et d'un noyau volumineux fixant fortement les couleurs basiques d'aniline: ces cellules ne sont autres que la variété de leucocytes appelés *lymphocytes*.

A côté de ces cellules, en très petit nombre d'ailleurs, on rencontre

en comparer la disposition, qu'à celle d'une bague portant une pierre enchâssée ; l'artère n'est pas centrale, mais placée à la périphérie dans un point correspondant au chaton, et est entourée d'un amas de cellules lymphoïdes, amas qui va en s'amincissant en suivant une ligne circulaire ; le centre semble avoir une structure toute différente du reste du corpuscule et se rapproche du tissu de la pulpe.

des cellules à protoplasma plus apparent que celui des lymphocytes et qui renferment un noyau volumineux, pâle, d'aspect vésiculeux (1). Ces cellules ressemblent à la variété de leucocytes du sang appelés leucocytes mononucléaires. Frey décrit en outre des noyaux libres, des cellules à plusieurs noyaux, des cellules chargées de pigment; nous n'avons jamais observé ces diverses variétés sur nos coupes, du moins dans le corpuscule.

Réseau capillaire du corpuscule. — Dans le corpuscule existe un riche réseau de capillaires nourriciers qui se détachent de l'artériole centrale. D'après Frey, ils sont anastomosés en anse. Ils semblent, à la périphérie du corpuscule, se continuer avec les vaisseaux de la pulpe et forment un réseau extrêmement délié, très difficile à voir sur les coupes sans injection préalable, de telle sorte que sur les coupes histologiques *le corpuscule de Malpighi semble à peu près complètement dépourvu de globules rouges.*

Nous avons vu que ces capillaires se terminaient dans la pulpe ; il n'existe pas de veine à l'intérieur du corpuscule.

Les corpuscules de Malpighi se voient chez tous les mammifères, et on les rencontre toujours chez l'homme en grand nombre sur les coupes ; très développés chez l'enfant, ils diminuent d'importance chez le vieillard, sans jamais cependant disparaître complètement.

Pulpe splénique. — Entre les corpuscules de Malpighi, sillonnée par les grandes travées fibreuses vasculaires et avasculaires, se trouve la pulpe splénique, constituée par une vaste nappe de tissu réticulé remplie d'hématies et de leucocytes et criblée de larges canaux gorgés de sang ; ces canaux, dépourvus de paroi propre, sont assez rapprochés les uns des autres pour que les nappes de tissu réticulé qui les séparent apparaissent elles-mêmes comme de véri-

(1) Les rapports de ces cellules à noyau vésiculeux et des autres cellules lymphatiques sont encore mal connus. D'après Cantacuzène (Thèse Paris, 1894), chez le cobaye, ces cellules se trouveraient à la périphérie du corpuscule, au voisinage de la pulpe ; il ne nous a pas paru que cette disposition fût constante ; chez l'homme il nous a semblé qu'elles étaient disséminées au milieu des lymphocytes. Notons avec Cantacuzène la ressemblance de ces cellules avec les leucocytes mononucléaires ; nous aurons d'ailleurs occasion de revenir dans la suite sur ce point.

tables cordons (cordons de la pulpe, cordons intervasculaires de Billroth), du moins chez certains animaux.

En réalité, il n'y a pas de cordons pulpeux, et comme le montre le développement, la rate est formée d'un système continu de tissu réticulé qui, sur certains points (au niveau des artérioles), contient dans ses mailles exclusivement des éléments lymphatiques (corpuscules de Malpighi) et qui partout ailleurs renferme un mélange d'éléments lymphatiques et d'hématies (pulpe splénique).

Le réticulum de la pulpe a donc la même structure que celui du corpuscule, et comme celui-ci, est parcouru par de petits capillaires nourriciers, à peine visibles sur les coupes ; il délimite entre ses mailles une infinité de petites logettes dans lesquelles sont contenus les éléments de la pulpe proprement dite. Celle-ci, d'après Frey, est

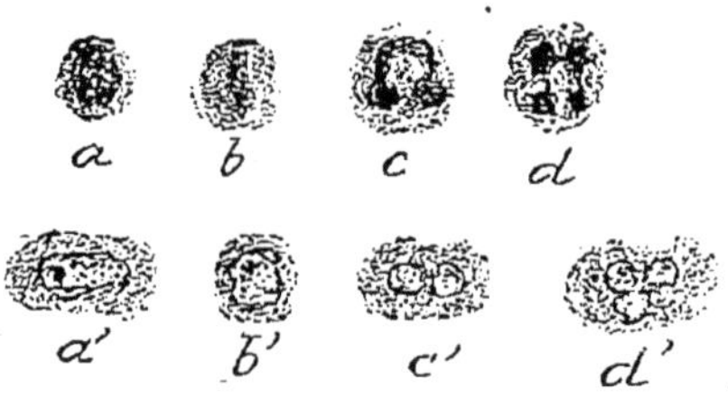

FIG. 3. — Leucocytes normaux.

a, lymphocyte ; *b*, leucocyte intermédiaire entre le lymphocyte et le leucocyte polynucléaire ; *c*, *d*, leucocytes polynucléaires ; *a'*, *b'*, leucocytes mononucléaires ; *c'*, *d'*, formes de division.

constituée par des hématies, par des éléments comparables à ceux du corpuscule, enfin par des cellules remplies de pigment et par du pigment jaune d'or, brun ou noir, en liberté.

En réalité, outre les hématies, on rencontre dans la pulpe des *leucocytes à tous les stades de leur développement*, lymphocytes, leucocytes mononucléaires et leucocytes polynucléaires.

Nous connaissons déjà les lymphocytes pour les avoir étudiés dans le corpuscule ; les leucocytes polynucléaires ont ici la même structure que ceux du sang, mais ils se trouvent en moindre quantité dans la pulpe que dans le reste de la circulation ; il nous reste donc à étudier la troisième variété, les leucocytes mononucléaires qui sont les éléments caractéristiques de la pulpe splénique : ce sont en général d'assez grandes cellules, à protoplasma abondant, à contours mal définis et renfermant un gros noyau ovalaire ou réniforme. Le protoplasma est homogène et se colore très faiblement par l'éosine, ou par le bleu de méthylène ; le noyau est vésiculeux, il se colore faiblement par l'hématoxyline ou le bleu phéniqué, et souvent présente contre sa membrane, un certain nombre de grains plus ou moins fortement colorés ; ce noyau est tantôt situé au centre de la cellule, tantôt à un des pôles de celle-ci ; il renferme d'ordinaire un nucléole.

Nous verrons plus tard quelle importance ont ces leucocytes mononucléaires qui forment ce qu'on a appelé les *cellules de la pulpe*. Rappelons à ce propos qu'ils ne constituent pas des éléments spécifiques de la rate, mais qu'ils se rapprochent beaucoup des leucocytes à noyau vésiculeux du sang.

D'après Emilianoff (1), outre ces formes il existe toutes les formes de transition possibles, depuis le petit lymphocyte jusqu'aux grandes cellules géantes mononucléaires à noyau rond ou ovale ; on rencontre enfin des globules blancs en voie de décomposition, formés de masses granuleuses à contours mal définis, à noyaux désorganisés.

Nous avons retrouvé dans la pulpe toutes ces formes décrites par Emilianoff, et, en particulier, une variété de leucocytes à contours arrondis, à protoplasma abondant et à noyau fixant fortement les couleurs basiques d'aniline, participant ainsi à la fois aux caractères du lymphocyte et du leucocyte mononucléaire.

On ne rencontre ni cellules éosinophiles, ni cellules à granulations basophiles.

On discute encore sur l'existence de globules rouges à noyau ; ceux-ci, que l'on trouve en abondance dans la rate à la période fœtale, se verraient chez les jeunes animaux d'après Funke et Kölliker ; Emilianoff, même après de fortes saignées ne les a jamais rencontrés.

Il existe enfin, mais en très petit nombre, des leucocytes mononucléaires contenant des hématies et surtout des hématies en voie de destruction, et une très petite quantité de pigment.

(1) EMILIANOFF. Sur le rôle de la rate au point de vue de la composition morphologique du sang et sur l'influence de l'extirpation de cet organe sur la moelle des os. *Archives des Sciences biologiques de Saint-Pétersbourg*, 1893.

Capillaires veineux sanguins. — Quant aux grands canaux gorgés de sang qui sillonnent la pulpe, ils se rapprochent des capillaires, par leur structure, tout en ayant un calibre supérieur à celui de beaucoup de veines et d'artères ; ils sont creusés en plein tissu réticulé, simplement condensé pour leur servir de paroi et tapissés de grandes cellules endothéliales fusiformes.

Leur étude est des plus intéressantes, car ils renferment dans leur lumière au milieu des hématies toutes les formes leucocytiques que nous avons trouvées dans la pulpe ; on y rencontre aussi, d'après Emilianoff et nous l'avons souvent vérifié, de grandes cellules granuleuses, à contour mal défini, à noyau non colorable, qui sont des formes vieilles de leucocytes.

A ces grands capillaires succèdent des veinules et des veines, dans le sang desquelles on retrouve encore à profusion des leucocytes de toutes formes ; c'est là une des caractéristiques des veines spléniques et il n'est pas rare de trouver dans la lumière d'une veinule de calibre moyen, trente à quarante leucocytes. D'après Emilianoff, il y a à la fois plus d'éléments jeunes (lymphocytes) et de formes vieilles que dans les autres veines, dans la proportion des deux tiers de la quantité du nombre total des leucocytes au lieu d'un cinquième qui est la proportion rencontrée dans les autres vaisseaux ; les formes adultes (leucocytes mononucléaires) ne sont que faiblement augmentées de nombre.

Nous avons évité jusqu'ici toute description théorique, nous efforçant seulement d'exposer ce que chacun peut voir facilement sur les coupes. Il nous faut maintenant rappeler rapidement les hypothèses émises par les physiologistes au sujet du mode de communication des artères et des veines de la rate.

Pour certains auteurs, Frey en particulier, les grands capillaires dont nous avons parlé présentent des cellules endothéliales qui ne sont pas soudées entre elles ; la paroi du canal n'est pas close et c'est par là que se ferait la communication entre le système sanguin et les mailles de la pulpe.

Pour Gray, Billroth, Kölliker, les vaisseaux capillaires très déliés déboucheraient directement dans les veines caverneuses.

Pour Schweiger-Seidel, il existerait entre les artères et les veines des canaux intermédiaires à paroi formée uniquement de cellules fusiformes.

Pour Key et Stiéda, il existerait entre les capillaires et les veines caverneuses, un lacis de capillaires très fins formant un réseau qui dans ses mailles engloberait les cellules lymphatiques, et constituerait la pulpe splénique.

Pour Müller, une injection faite dans l'artère permet au liquide de sortir des vaisseaux capillaires dans le tissu environnant, de là il passe dans les premiers conduits veineux qui sont de simples canaux caverneux, creusés dans le tissu de la pulpe; les capillaires présenteraient une paroi extrêmement mince qui se diviserait en fibres allant se confondre avec le réseau de la pulpe. *C'est en somme tout le réseau de la pulpe qui servirait d'intermédiaire entre le sang artériel et le sang veineux.*

C'est à peu près la même opinion qui a été soutenue par Denys : « Si, dit-il, on fait abstraction du tissu conjonctif de soutien et des fibres musculaires lisses, la pulpe ne comprend qu'un réseau capillaire, ou plus exactement un système de lacunes communiquant largement entre elles et traversées dans tous les sens par des minces brides et des trabécules anastomosées... La pulpe est à la rate ce que les espaces lymphatiques périfolliculaires sont aux ganglions lymphatiques; elle se continue d'un côté avec les cellules des capillaires des corpuscules de Malpighi et de l'autre avec celui des petites veines caverneuses origines de la veine splénique; le sang qui a parcouru le réseau capillaire des corpuscules de Malpighi débouche au sortir de ceux-ci dans un lit d'une capacité énorme, et sa vitesse diminuant, les globules blancs s'y accumulent facilement et c'est ce mélange de globules rouges et de leucocytes qui constitue la pulpe splénique. »

En résumé, quelle que soit la théorie admise, ce qui semble démontré, c'est qu'à la sortie du corpuscule de Malpighi, le sang qui avait tous les caractères du sang artériel, se charge de leucocytes, séjourne en cet état dans les mailles du réticulum de la pulpe, pour ressortir au niveau des grands capillaires veineux, plus riche en leucocytes que normalement. La quantité de leucocytes que contient le sang veineux est toutefois moins considérable que celle qui existe dans les mailles de la pulpe.

C'est à la périphérie du corpuscule de Malpighi que se ferait le passage des leucocytes dans les mailles de la pulpe.

Lymphatiques. — Nous ne dirons qu'un mot des lymphatiques de la rate; les uns sont situés sous la capsule, les autres admis par Tomsa suivent la charpente des travées et leurs ramifications, ainsi que les gaines vasculaires; ils pénétreraient même dans le corpuscule de Malpighi.

Nerfs. — Les nerfs viennent du plexus splénique du grand sympathique; ils sont très abondants et pénètrent au niveau du hile avec les artères dont ils suivent les ramifications, ils sont formés de fibres de Remak et présentent sur leur trajet, d'après Müller, des groupes de cellules analogues à celles des ganglions. Leur terminaison est mal connue; d'après Fusari, les uns suivent le trajet des artères, les autres s'avancent isolément dans le parenchyme.

Développement (1). — La rate est un organe d'origine mésodermique, développé tardivement dans le mésogastre ou dans le méso-duodénum; elle n'est représentée d'abord que par un simple épaississement localisé du mésenchyme dans lequel est creusée la veine sous-intestinale qui, un peu plus loin, devient la veine porte.

Elle est d'abord formée par des cellules ramifiées anastomosées entre elles et formant un réseau par leurs prolongements; les mailles de ce réseau sont pleines et occupées par des cellules qui représentent les futurs éléments lymphatiques de la rate, tandis que les cellules ramifiées et anastomosées en représentent le futur réticulum. Bientôt, par suite du retrait du corps des cellules contenues dans les mailles, il se forme entre les éléments ramifiés de véritables logettes communiquant les unes avec les autres; parmi ces logettes, celles qui sont au voisinage de la veine sous-intestinale entrent en rapport avec celle-ci. De cette communication, résulte la formation dans la rate, d'un système de lacunes tortueuses, irrégulières de calibre, dans lesquelles, par suite de l'irruption du sang veineux, plasma, globules sanguins et *éléments arrondis condensés* se trouvent mélangés et s'échappent dans le sang. L'étude de ces éléments arrondis doit nous

(1) Laguesse. Notes sur le développement des veines de la rate. *Société de biologie*, 1890. Développement du tissu réticulé chez l'embryon de mouton. *Société de biologie*, 1891. Note sur le réticulum de la rate. *Société de biologie*, 1893. *Développement de la rate chez les poissons.* Thèse de doctorat ès-sciences, 1890, et *Journal de l'anatomie*, 1890.

arrêter un instant, ils présentent un gros noyau granuleux et un protoplasma très réfringent presque homogène, réduit à une mince couche enveloppante ; Pouchet les a désignés sous le nom de *noyaux d'origine*, voulant dire par là qu'ils sont une des sources des éléments figurés du sang.

Par suite de la présence de ces éléments, la rate, qui n'est qu'un simple diverticule veineux dépendant du système porte, joue donc à cette période le rôle d'organe *hémopoiétique*.

Plus tard les artères apparaissent et pénètrent les mailles du réticulum primitif en mettant en liberté à nouveau des éléments arrondis qui passent dans le sang.

Mais il reste toujours dans la rate, entre les points envahis par les veines et les points envahis par les artères, de vastes espaces que le sang n'occupe pas complètement, et qui conservent pour ainsi dire la structure primitive (c'est-à-dire des mailles réticulées renfermant des cellules arrondies) ; ces espaces ne sont autres que les corpuscules de Malpighi.

Le réticulum de la rate n'est pas de nature conjonctive, il est le produit de l'atrophie des cellules ramifiées dont nous avons parlé ; les prolongements de ces cellules, en effet, perdent leurs granulations et se rétrécissent, leurs noyaux s'atrophient et finissent même par disparaître en partie ; cependant chez l'adulte, on peut encore observer des noyaux engagés à l'intérieur même de la substance de la travée et non appliqués à la surface comme le décrivent les classiques.

La pulpe a donc la même origine que le corpuscule de Malpighi, et elle représente la partie de la rate primitive dont les mailles ont été envahies par le sang, tandis que le corpuscule reste, même chez l'adulte, un vestige de la rate embryonnaire. Il conserve d'ailleurs les attributions de celle-ci et continue chez l'adulte son rôle hémopoiétique.

D'après certains auteurs, en effet, il se ferait à la périphérie du corpuscule un essaimage continu des noyaux d'origine, du corpuscule à la pulpe splénique, au fur et à mesure des besoins de la régénération cellulaire, et cet essaimage se continuerait pendant toute la vie. Il en résulterait, d'après Pilliet (1), que chez le vieillard les

(1) PILLIET. *Archives de médecine expérimentale*, juillet 1893. Études histologiques sur les altérations séniles de la rate, etc. Chez le vieillard la rate est petite,

corpuscules de Malpighi sont extrêmement atrophiés, et qu'il ne reste plus guère d'éléments lymphoïdes qu'autour du vaisseau central.

molle, entourée d'une capsule épaisse, blanche, ridée et plissée, son poids peut être réduit à 40 gr.; à la coupe, atrophie des corpuscules, et épaississement de l'artériole centrale ; quant aux mailles de la pulpe, elles sont atrophiées et revenues les unes sur les autres, de sorte que l'on ne voit plus guère que le squelette fibreux de la rate dessinant de grandes cavités rappelant le poumon atélectasié.

CHAPITRE II

Physiologie de la rate.

SOMMAIRE. — Élasticité et contractilité de la rate. — Variations physiologiques de volume. — Rôle dans la digestion. — Rôle hématopoiétique chez l'embryon et chez l'adulte. — Rôle de destruction des hématies. — Rôle leucocytopoiétique. — État du sang après la splénectomie. — Absence de rapports physiologiques entre la rate et le corps thyroïde.

La rate est un organe élastique et facilement contractile. Elle peut supporter, comme nous le verrons dans certaines maladies infectieuses, des variations extrêmes de volume, et cela dans un laps de temps parfois très restreint.

Normalement, la rate est tuméfiée pendant la digestion et cette tuméfaction atteint son maximum, quatre à cinq heures après le repas ; il y a à ce moment gêne de la circulation dans le système de la veine porte et par suite dans la veine splénique ; la rate augmente également de volume après une course rapide et à la suite des efforts qui accompagnent le vomissement.

Les variations de volume ont été reproduites expérimentalement. Cl. Bernard, Schiff, Tarchanoff et surtout Bochefontaine ont montré que l'excitation du grand splanchnique gauche, du ganglion semi-lunaire, des plexus cœliaque et splénique amène la contraction de la rate, que la section des nerfs au niveau du hile entraîne sa dilatation.

Par suite de cette élasticité, la rate jouerait le rôle d'une chambre de sûreté, par rapport à la circulation hépatique et stomacale, et sa contraction s'accompagnerait de congestion du foie avec accumulation de leucocytes dans ce viscère.

Rappelons pour mémoire que, d'après Schiff (1), la rate jouerait un

(1) HERZEN (*Arch. de Phys.*, 1894, p. 176) admet que pendant la congestion fonc

rôle dans la digestion ; elle fournirait un ferment spécial indispensable à la création d'une pancréatine aux dépens des éléments peptogènes du sang.

La rate est surtout une glande vasculaire sanguine ; l'artère splénique, comme nous l'avons déjà fait remarquer, présente un calibre de beaucoup supérieur à celui qu'aurait une artère chargée seulement de la nutrition d'un organe d'un aussi faible volume. Elle a donc tout à fait les caractères d'un vaisseau de fonction et l'on peut penser à priori que le sang en passant par la rate y subit des modifications très importantes.

Ces modifications sont multiples et nous devons étudier successivement la part que prend la rate dans :

1° *La formation des hématies ;*

2° *La destruction des hématies ;*

3° *La formation, la transformation et la destruction des leucocytes.*

I. — **Rôle hématopoiétique.** — a) CHEZ L'EMBRYON, la présence de globules rouges à noyau dans la rate pendant la vie fœtale, admise par un certain nombre de physiologistes, Kölliker, Bizzozero, Foa et Salvioli, Lövit, Hayem, Luzet, est en faveur de cette hypothèse.

D'après Luzet, la rate n'entre en fonction qu'après le foie, vers le troisième mois de la vie intra-utérine ; elle augmente alors d'activité à mesure que le foie perd sa fonction hématopoiétique ; cette fonction, encore active à la naissance, ne l'est bientôt plus qu'en puissance et il sera d'autant plus difficile de la ranimer qu'on s'éloignera davantage du début de la vie extra-utérine ; à partir du septième mois, dit M. Hayem, le sang qui sort de la rate ou des os ne renferme plus de globules rouges à noyau, il est d'origine hématoblastique. D'après Kölliker, cette fonction commencerait vers le cinquième mois, et le foie serait chargé de transformer les jeunes hématies en éléments adultes.

D'après Neumann et son élève Freyer, le rôle hématopoiétique

tionnelle de la rate, il se produit une substance qui favorise à un haut degré la transformation de la protrypsine en trypsine active, l'adjonction d'une infusion de rate fonctionnellement congestionnée à une infusion de pancréas augmente beaucoup le pouvoir digérant de cette dernière.

de la rate n'est pas démontré. Le fait que l'on constate des globules rouges à noyau dans cet organe n'implique pas que ceux-ci se forment in situ, car ils peuvent provenir d'un autre milieu hématopoiétique, de la moelle des os par exemple.

Le mode exact de formation des hématies est très discuté. D'après Pouchet, ce seraient les noyaux d'origine dont nous avons parlé à propos du développement qui formeraient les hématoblastes, et ceux-ci à leur tour se transformeraient en hématies ; c'est dans le sang que se feraient ces métamorphoses, et par suite dans la rate où ces noyaux sont accumulés, mais on ne peut en déduire d'une façon certaine que ces noyaux soient formés par la rate.

D'après Laguesse, c'est bien dans la rate (qui à la période embryonnaire n'est autre chose qu'un amas de noyaux d'origine) que se forment les globules rouges du sang ; étudiant la régénération du sang chez l'embryon de truite après saignée, ce même auteur a vu apparaître dans les veines de la rate un grand nombre de ces mêmes éléments, destinés à devenir des hématies.

Pour d'autres auteurs (Foa et Salvioli), c'est dans la pulpe splénique que se formeraient les globules rouges à noyau, les corpuscules de Malpighi ayant pour rôle de former les leucocytes.

D'après Schmidt, ce seraient surtout les endothéliums du foie et de la rate qui seraient chargés de cette fonction hématopoiétique.

Rappelons enfin que pour beaucoup d'auteurs les globules rouges dérivent des leucocytes. D'après Pouchet, il serait plus juste de dire qu'ils ont une origine commune ; du noyau d'origine naissent à la fois des hématies et des leucocytes ; les hématies sont une forme terminale, incapable de reproduction, les leucocytes au contraire, arrivés au stade de leucocytes à noyau lobé, se désagrègent, les noyaux sont mis en liberté et se transforment en noyaux d'origine.

b) Chez l'adulte. — Le rôle hématopoiétique est admis par Malassez et Picard qui le déduisent du fait de la présence d'une plus grande quantité de globules rouges dans le sang de la veine que dans celui de l'artère, et du fait de l'augmentation de la quantité d'hémoglobine dans le sang qui sort de la rate ; après section des nerfs de la rate, c'est-à-dire après congestion de l'organe, cette richesse en hématies augmente encore ; de même, c'est pendant la phase de congestion physiologique qui survient trois ou quatre heures après le repas, d'après Grigorescu (1), que cette augmentation de globules rouges dans la rate se produit.

On a encore invoqué en faveur de ce rôle hématopoiétique, la présence dans la rate adulte de cellules rouges à noyau, mais celles-ci n'apparaîtraient qu'à la suite de saignées profuses et répétées (Bizzozero et Salvioli, Hayem) ou après certaines maladies, anémies de l'enfance (Luzet), leucocythémie; la difficulté de la régénération du sang après la saignée chez les animaux dératés, serait aussi en faveur de cette hypothèse (Vulpius).

Par contre, de nombreux auteurs s'élèvent contre cette attribution d'un rôle hématopoiétique à la rate en dehors de la vie fœtale. Emilianoff, dit n'avoir jamais observé de globules rouges à noyau chez l'homme, même après de fortes saignées; quant à l'augmentation du nombre des hématies dans la veine splénique, elle est réelle, mais ne doit pas être interprétée en faveur d'un rôle hématopoiétique de la rate; cette augmentation tient seulement à ce fait que le sang laissant beaucoup plus de plasma à la rate qu'aux autres organes, le sang veineux est plus épais et par suite plus riche en éléments figurés.

Nous avons vu que, pour M. Hayem, la rate chez l'adulte n'est pas un centre de formation des hématoblastes, et que le sang de la veine splénique est moins coagulable que celui des autres vaisseaux.

Quant à la difficulté de la régénération du sang après la saignée, chez les animaux dératés, elle ne serait pas réelle, d'après Korn.

II. — **Rôle de destruction des hématies.** — Ce rôle est basé sur la richesse en fer de l'organe (Picard) et sur la présence dans la rate normale de l'homme et des animaux, d'hématies en voie de destruction et de pigment sanguin. Ces hématies et ce pigment se rencontrent surtout dans les grandes cellules de la pulpe; cette fonction ne servirait d'ailleurs, d'après certains auteurs, qu'à mettre en liberté l'hémoglobine nécessaire à la rénovation des globules rouges.

Cette fonction s'exagère à la suite d'inoculations de substances

(1) Grigorescu. Quelques expériences sur le rôle hémopoiétique de la rate. *Archives de physiologie*, 1891, p. 561 à 574. D'après cet auteur, les globules rouges viendraient des globules blancs et il y aurait une sorte de balancement entre la richesse du sang en leucocytes et en hématies, les premiers diminuant de nombre à mesure que les seconds deviendraient plus nombreux.

toxiques (Pilliet) (1) et à la suite d'infections spontanées ou expérimentales, comme nous le démontrerons dans la suite.

III. — **Rôle leucocytopoiétique**. — Ce rôle est prouvé par un fait sur lequel s'entendent la plupart des physiologistes (2) ; il existe plus de leucocytes dans la veine que dans l'artère splénique et plus que dans toute autre veine de l'économie. Cette augmentation est si considérable que, au lieu de un leucocyte par 225 hématies, proportion rencontrée dans le sang de l'artère splénique, on a un leucocyte pour 60 hématies d'après His et même 1 pour 5 d'après Vierordt; d'après Emilianoff, cette augmentation s'accompagne d'une modification dans la proportion des diverses espèces de leucocytes ; tandis que dans les autres veines les lymphocytes n'entrent que pour un cinquième dans la masse des leucocytes, dans la veine splénique ils forment les deux tiers de ceux-ci; il y aurait de même augmentation des formes vieilles, comme nous l'avons vu, tandis que les formes adultes des leucocytes ne sont que relativement peu augmentées.

D'après certains auteurs (Ouskow en particulier), les leucocytes ne se formeraient pas dans la rate ; venus des ganglions lymphatiques, ils s'accumuleraient seulement dans la rate pour se transformer en éléments plus parfaits.

Pour pénétrer plus avant dans l'étude du rôle leucocytopoiétique on a étudié les modifications apportées par l'ablation de l'organe dans la richesse du sang en leucocytes. Billroth et Mossler, Bardach ont signalé une diminution temporaire du nombre des leucocytes dans le sang du chien après extirpation de la rate.

Robin, Gaube, Winogradoff ont signalé cette diminution qui est précédée d'une augmentation passagère aussitôt après l'opération.

(1) PILLIET. *Archives de médecine expér.*, 1894. Action sur la rate de quelques poisons du sang.

(2) Rappelons cependant que cette opinion a trouvé quelques contradicteurs : D'après Jaschkowitz (*Virchow's Archiv*, 1857), après section des filets du plexus splénique, il y a gonflement considérable, accumulation de pigment et abondance extrême des leucocytes. D'après Tarchanof et Swæn (*Société de biologie*, 1874), le sang de la veine splénique ne contient guère plus de leucocytes que le sang de l'artère : après section des nerfs, il y a dilatation de l'organe qui se charge de leucocytes au détriment du reste de l'économie, sans qu'il y ait d'augmentation correspondante dans la veine.

La diminution du nombre des leucocytes ne persiste pas, et le nombre de ceux-ci augmente de nouveau quelque temps après.

Kourlow a étudié surtout les conséquences éloignées de la splénectomie ; voici les conclusions qu'il en a tirées :

Les cobayes (1) supportent facilement l'extirpation de la rate, ils croissent, augmentent en poids et se reproduisent comme les animaux normaux.

A la suite de la splénectomie, il se produit une hypertrophie et une hyperplasie des ganglions lymphatiques. Cette hypertrophie s'accompagne de lymphocytose, mais cette dernière cesse à la fin de la deuxième année, et à ce moment le pourcentage des leucocytes est au-dessous de la normale.

Emilianoff a repris toutes ces expériences. Il a eu soin d'étudier le sang des animaux avant et après l'opération et de ne pas modifier leur régime ; d'après lui, l'extirpation de la rate fait baisser le nombre des lymphocytes jusqu'à ce que les autres glandes lymphatiques hyperplasiées couvrent le déficit; elle augmente, par contre, le nombre des formes adultes et des formes vieilles, dont la transformation s'accomplit dans le sang et non plus dans la rate; la rate formerait donc des lymphocytes au niveau du corpuscule de Malpighi, les transformerait en formes adultes au niveau de la pulpe, puis en formes vieilles qu'on retrouve dans les veines après la splénectomie; les ganglions remplacent le corpuscule de Malpighi pour la formation des lymphocytes, et la moelle des os remplace la pulpe pour la métamorphose des globules blancs.

Chez l'homme (2), après l'ablation de la rate on a observé une hypertrophie des ganglions lymphatiques : chez certains malades on a vu survenir un goitre, accompagné, dans un cas, des symptômes de la maladie de Basedow ; il se produirait dans ce cas une leucocytose manifeste (3).

(1) D'après Dastre (*Société de biologie*, 1893), le dératement des chiens, chats, rats et cobayes n'a pas d'effet sensible sur le développement des jeunes animaux.

Denys a même signalé, après le dératement, que les chiens avaient grand appétit et tendance à l'engraissement.

(2) Vulpius. *Beitrage z. klin. Chir.*, t. XI.

(3) Chez une femme qui avait subi l'extirpation de la rate deux ans auparavant, Tschistowitsch (*Centralb. für Med. Wiss.*, 1894) n'a pas trouvé de modification du nombre des globules rouges et de l'hémoglobine; par contre, il y avait augmentation des leucocytes, surtout des lymphocytes.

La rate ne semble pas seulement former des leucocytes jeunes, elle semble capable de transformer ceux-ci en éléments plus parfaits, qui de là peuvent se répartir dans toute l'économie : nous avons vu que normalement, il existait dans le corpuscule de Malpighi, à côté du lymphocyte, des formes différentes de leucocytes à protoplasma plus abondant et à noyau vésiculeux, ces leucocytes se rencontrent à la périphérie du follicule et dans les mailles de la pulpe. Si nous rappelons maintenant que ces leucocytes sont doués de la propriété phagocytaire, alors que les lymphocytes en sont dépourvus, nous voyons combien importante est cette transformation qui crée dans la rate un centre de formation de cellules protectrices.

Ces lymphocytes seraient également susceptibles de se transformer en leucocytes polynucléaires, comme nous l'avons observé dans certaines infections, et la rate deviendrait un des organes chargés de la production de ces éléments, phagocytaires au premier chef, qui s'accumulent sur les différents points de l'économie envahis par les bactéries.

Nous (1) ne nous étendrons pas davantage dans ce chapitre sur ce rôle de la rate dans les maladies infectieuses, cette étude devant être le principal objet de la quatrième partie de ce travail.

(1) Rappelons enfin, avant de terminer ce chapitre, qu'on a soulevé dans ces dernières années la question de l'existence de rapports physiologiques entre la rate et le corps thyroïde. Zanda (*Arch. ital. de biologie,* août 1893, p. 432) admet que le corps thyroïde soustrait normalement au sang une substance toxique pour le système nerveux, substance qui provient des échanges matériels dont la rate est le siège. On peut donc extirper sans danger la glande thyroïde aux animaux, si on a eu soin au préalable de leur extirper la rate. Les expériences de Zanda n'ont pu être vérifiées par Vassale, Fano et par Gley ; d'après ce dernier auteur (*Arch. de phys.,* 1894, p. 207), il faut rejeter pour le moment toute idée de rapport fonctionnel quelconque entre la rate et le corps thyroïde.

CHAPITRE III

Séméiologie de la rate.

SOMMAIRE. — Rapports de la rate. — Procédés d'examen de l'organe. — Inspection — Palpation (procédé de choix chez l'enfant). — Percussion (divers modes). — La rate normale n'est pas perceptible. — Auscultation. — Symptômes fonctionnels.

Quoique la rate ne soit pas un organe superficiel, et par cela même facilement accessible à nos moyens d'investigation, nous pouvons cependant, jusqu'à un certain point, percevoir cliniquement les diverses modifications de volume et, dans certains cas, de consistance et de forme que lui font subir les diverses maladies infectieuses.

Avant de résumer ces modifications et les règles qui doivent présider à leur recherche, il est utile de rappeler rapidement les rapports intimes de la rate avec la grosse tubérosité de l'estomac à laquelle la rattache l'épiploon gastro-splénique, avec la concavité du diaphragme qui la sépare du poumon et du cœur, avec l'extrémité supérieure du rein gauche, le pancréas, l'intestin grêle et l'angle gauche du côlon ; tous rapports qui doivent être présents à l'esprit du médecin pour comprendre certains phénomènes de compression qui surviennent au cours des diverses splénomégalies. Il est utile de rappeler surtout les rapports avec la paroi thoracique ; par sa face externe, la rate est en rapport plus ou moins immédiat avec les neuvième, dixième et onzième côtes gauches, mais l'interposition du cul-de-sac costo-diaphragmatique en haut, la présence du gros intestin en bas, jointes au voisinage de l'estomac, expliquent, comme nous le verrons plus loin, combien difficile est la délimitation par la percussion de l'organe normal et même de l'organe hypertrophié.

L'extrémité inférieure reste toujours à quelque distance, environ à 3 centimètres, du rebord des fausses côtes ; la rate n'est donc pas accessible à la palpation.

Inspection de la région. — Normalement, rien ne traduit à l'extérieur la présence de la rate sous le gril intercostal ; il n'en est pas de même dans certains cas pathologiques ; dans l'impaludisme par exemple, la région de l'hypochondre gauche devient bombée, la partie inférieure de la paroi thoracique est comme soulevée à ce niveau par la tuméfaction sous-jacente, et s'il existe en même temps une tuméfaction du foie, la partie inférieure du thorax prend une forme évasée qui donne à cette région un aspect tout spécial.

Dans certains cas même, la déformation devient appréciable sous les fausses côtes et l'on voit apparaître une tumeur plus ou moins prononcée qui suit les mouvements respiratoires. Cette tumeur est en rapport direct avec la paroi abdominale, sans interposition des anses intestinales.

Palpation. — Dans les maladies infectieuses aiguës, la rate est rarement perceptible au palper, du moins chez l'adulte, car chez l'enfant, au contraire, de l'avis de tous les cliniciens, la palpation est la méthode de choix, nous dirons même, souvent, la seule méthode d'examen, la percussion ne donnant que de la sonorité, dans des cas où la rate est manifestement hypertrophiée.

Pour faire ce palper, on place le malade dans le décubitus dorsal, les cuisses fléchies sur le bassin et l'on insinue la main exploratrice sous le rebord des fausses côtes.

Leichtenstein attire l'attention sur une cause d'erreur : lorsque le malade est dans le décubitus latéral droit, on peut prendre pour l'extrémité antérieure de la rate, l'entrecroisement du diaphragme et du muscle transverse en état de contraction.

Dans certains cas, on pourra, comme le conseille Piorry, faire prendre au malade la position génu-pectorale.

Par ce palper, on peut avoir des renseignements très précis sur l'importance, la consistance et la forme de la tuméfaction splénique ; mais dans la plupart des cas, la rate même hypertrophiée se dérobe sous les fausses côtes, et il faut recourir à la percussion de l'organe.

Percussion. — Piorry a fixé autrefois les règles de cette percussion ; on fait coucher le malade sur le côté droit et on percute de haut en bas l'hypochondre gauche sur le trajet d'une ligne tirée du sommet de l'aisselle à la crête iliaque ; en percutant fortement, on est averti, par une diminution de la sonorité et une résistance plus considérable, de la présence du bord supérieur de l'organe ; en continuant la percussion profonde, on obtient bientôt, toujours sur la même ligne, un son mat, tandis que la percussion superficielle donne encore de la sonorité, par suite de l'interposition entre la rate et la paroi, de la languette inférieure du poumon. Plus bas la percussion superficielle elle-même donne de la matité et de la résistance au doigt, indiquant les rapports immédiats de la rate et de la paroi, jusqu'à ce qu'une nouvelle sonorité superficielle, puis profonde, vienne indiquer que l'on a dépassé le bord inférieur de la rate et que l'organe percuté est l'intestin.

Ayant déterminé le grand diamètre vertical, on procède de même à la recherche du grand diamètre transversal en percutant sur une ligne tirée de l'appendice xiphoïde et rejoignant la précédente.

Tous les auteurs ne partagent pas la manière de voir de Piorry ; la limite supérieure de la rate ne pourrait être définie, la rate étant recouverte par le poumon, et normalement l'on ne percevrait de matité qu'à la limite spléno-pulmonaire, à la hauteur des dixième et onzième côtes, et non à la neuvième.

Weil a soigneusement délimité cette ligne de transition, entre la sonorité pulmonaire et la matité splénique ; cette ligne qui en arrière près de la colonne vertébrale parcourt le dixième espace intercostal, atteint le neuvième au niveau de la ligne verticale tirée de l'omoplate, le huitième espace ou la huitième côte au niveau de la ligne axillaire moyenne.

Cet auteur, de même que Schuster et Mossler, préfère au décubitus latéral droit, une position en diagonale, intermédiaire, entre le décubitus dorsal et latéral droit.

Quinquaud et Nicolle percutent le malade debout, le corps légèrement penché à gauche, le bras relevé.

Quelle que soit la méthode employée, à cause du tympanisme stomacal et intestinal, il est souvent impossible de percevoir la rate par la percussion, ou bien l'on n'a de matité que sur un ou deux travers de doigt, de sorte qu'au point de vue clinique, on peut dire *qu'une rate perceptible à la percussion est pathologique.*

Dans les maladies infectieuses, l'hypertrophie de la rate peut passer inaperçue, à cause du tympanisme souvent considérable. Cependant, comme nous le verrons dans la suite, sauf chez les enfants, la percussion permet le plus souvent de se rendre compte de l'augmentation du volume de l'organe.

Auscultation (1). — L'on sait que dans certaines splénomégalies, dans celles qui accompagnent la cirrhose du foie, en particulier, l'auscultation de la région splénique a permis de constater l'existence d'un souffle systolique plus ou moins accentué ; ce signe a été observé un certain nombre de fois dans le cours des maladies infectieuses.

Maissuriauz, Griesinger, Mossler, Capelletti, l'ont observé dans la fièvre intermittente et dans les formes chroniques du paludisme.

Griesinger dit qu'il a été constaté par les médecins irlandais, dans la fièvre récurrente. Capelletti le signale dans deux cas de fièvre typhoïde et de pneumonie survenus chez des malariques.

C'est, dans la plupart des observations, un souffle systolique à maximum variable. Capelletti en a bien étudié les caractères, c'est un souffle doux, nettement systolique, ne variant pas lors des changements de position du malade, ne se modifiant pas par le déplacement de la rate, par le météorisme ; variant un peu selon la pression du stéthoscope, diminuant et augmentant avec le volume de la rate ; ce souffle n'est pas un bruit propagé du cœur ou du poumon ; son maximum se perçoit sur un espace de 2 à 3 centim. carrés, sur une ligne verticale, parallèle à la ligne axillaire et passant par le milieu de la clavicule.

Les auteurs ne s'entendent pas sur la nature exacte de ce souffle : pour les uns, il a son siège hors de la rate et est dû au tiraillement du ligament gastrosplénique et de l'artère comprise dans ce ligament (Besnier et Testi) ; pour d'autres (Griesinger en particulier), il est dû à la compression des gros vaisseaux de l'abdomen, de l'aorte en particulier par la tumeur ; pour d'autres (Maissuriauz, Schutzem-

(1) C'est ROSER qui le premier (*Bulletin de l'Académie de médecine*, octobre 1862) a observé ce symptôme dans le cours de splénomégalies de longue durée, puis SCHUTZENBERG (*Gaz. méd. de Strasbourg*, 1869) qui le signale dans la leucémie. BESNIER, dans le *Dict. de Dechambre*, en rapporte ensuite quelques observations ; MAISSURIAUZ (*Saint-Petersburg med. Woch.*, 1888) le signale dans la malaria ; BOUCHARD (*France médicale*, 1889) et LEUDET (*Revue de médecine*, 1890) en rapportent de nouvelles observations et en étudient les caractères.

Ce signe a été récemment l'objet de travaux de plusieurs auteurs italiens, TESTI (*Congrès de Rome* 1891), et récemment enfin CAPELLETTI (*Riforma medica*, 1893).

berg), il a une origine intrasplénique et est dû à la dilatation des vaisseaux qui se trouvent en grande quantité dans l'organe ; pour Capelletti enfin, qui fait la critique de ces diverses théories, ce souffle a une origine capsulaire, soit que comme dans les splénopathies anciennes, il y ait des épaississements de la capsule et de son reflet qui compriment l'artère au niveau du hile, soit que comme dans les infections aiguës, le changement de pression qui produit le souffle, soit dû à la dilatation des vaisseaux compris au niveau du hile dans la capsule et participant à la dilatation de celle-ci.

Ponction. — L'on peut encore tirer de précieux renseignements de la ponction de la rate. Cette ponction, qui peut rendre service pour le diagnostic clinique et bactériologique, est d'ordinaire inoffensive si l'on se sert d'aiguilles aseptiques; on a signalé cependant la possibilité de péritonite et surtout d'hémorrhagies intra-péritonéales, que l'on pourra éviter, en suivant les conseils de M. Cornil qui fait suspendre au malade tout mouvement respiratoire pendant la durée de l'opération.

Symptômes fonctionnels. — Les symptômes fonctionnels traduisant les altérations de la rate dans les maladies infectieuses sont de peu d'importance. Tantôt aucun symptôme subjectif ne révèle la souffrance de l'organe, tantôt, au contraire, le malade ressent une douleur localisée à l'hypochondre gauche. Cette douleur, rarement très intense, peut, dans certains cas de distension rapide de l'organe, acquérir une certaine violence ; il y a un *véritable point de côté splénique.*

Cette douleur souvent n'est perçue que lors des changements de position du malade, à la suite du palper ou après une percussion un peu forte ; localisée à la région splénique, elle peut, dans certains cas, irradier sur le trajet du phrénique et s'accompagner de douleur dans l'épaule gauche.

La douleur est le seul symptôme, qui traduise à nos sens les altérations si profondes de la rate ; les épistaxis signalées par les anciens auteurs à la suite des maladies de la rate, font partie du cortège général des symptômes de l'infection et ne peuvent être rattachées à ces lésions. Quant à l'anémie consécutive, elle est peut-être liée en partie aux altérations de l'organe, mais c'est là une hypothèse qui n'est pas encore suffisamment démontrée.

DEUXIÈME PARTIE

Étude analytique des lésions de la rate dans les diverses maladies infectieuses.

Dans cette partie nous passerons successivement en revue :

1° Les maladies dans lesquelles l'organisme tout entier est envahi par l'agent infectieux, qui par suite se trouve toujours dans la rate : *fièvre typhoïde, fièvre récurrente, impaludisme, tuberculose aiguë.* Nous y ferons rentrer par analogie des maladies dont le microbe est encore inconnu, mais qui ont toutes les allures des maladies générales : *typhus, fièvres éruptives, syphilis;*

2° Les maladies dans lesquelles l'infection est primitivement locale mais susceptible de se généraliser : *pneumonie, érysipèle, grippe, etc.*;

3° Les maladies dans lesquelles l'infection reste toujours localisée et dans lesquelles, seule, la toxine ou des microbes d'infection secondaire se généralisent : *diphtérie, choléra, tétanos.*

CHAPITRE PREMIER

Infections généralisées

§ 1. — Fièvre typhoïde.

SOMMAIRE. — Historique. *Étude clinique :* Hypertrophie de la rate. — *Étude anatomo-pathologique :* Caractères généraux de l'infection typhique, phase de réaction, phase de dégénération.

Première période : Hypertrophie considérable de la rate, congestion intense de la pulpe. État du corpuscule de Malpighi.

Deuxième période : *Aspect de la rate à l'autopsie.* — *Étude histologique. Capsule. Corpuscules de Malpighi* (transformation des lymphocytes en leucocytes mononucléaires et polynucléaires, nécrose de ces leucocytes). *Artères* (lésion des tuniques interne et moyenne). *Pulpe splénique :* Présence d'hématies dans le protoplasma des leucocytes. Nécroses cellulaires variées. Présence de *nodules* comme dans le foie. — *Étude bactériologique :* Bacille d'Eberth, infections secondaires.

Convalescence. Rechutes. *Complications* (infarctus, abcès, rupture, périsplénite).

De toutes les maladies infectieuses de nos pays, la fièvre typhoïde est celle où l'état de la rate a été le mieux étudié. L'hypertrophie de cet organe fait, en effet, partie intégrante des symptômes fondamentaux de la maladie, au même titre que le caractère cyclique de la fièvre et que l'éruption de taches rosées.

L'histoire des altérations de la rate dans la fièvre typhoïde se confond donc avec l'histoire même de la maladie, et par suite éveille les noms de Louis, Trousseau, Hoffmann, Billroth, Griesinger, Murchison, Cornil, Siredey, tous auteurs dont les travaux sont restés classiques. Nous verrons, plus tard, au fur et à mesure de l'étude clinique et anatomo-pathologique, la part respective qui revient dans l'œuvre générale à ces divers auteurs.

Quelle que soit la théorie que l'on admette sur la nature de la fièvre typhoïde, qu'on en fasse une maladie primitivement intestinale qui se généralise bientôt à tout l'organisme, ou qu'on la considère comme une maladie générale d'emblée (1), c'est un fait certain qu'à u époque assez rapprochée du début de l'infection, les organes contiennent dans leurs tissus l'agent causal de la maladie, le bacille d'Eberth; la rate n'échappe pas à la règle, elle est même un des principaux foyers d'invasion du bacille typhique et traduit cet envahissement par un certain nombre de modifications, tant cliniques qu'anatomo-pathologiques, que nous allons maintenant étudier.

Étude clinique. — Elle se résume presque en un seul fait : l'*hypertrophie de la rate.*

Les auteurs ne s'entendent pas sur la date exacte d'apparition de l'hypertrophie splénique, et se basant bien plus sur des concepts pathogéniques que sur des faits précis, admettent les uns que la rate ne commence à augmenter de volume qu'après le début des phénomènes digestifs; les autres que l'hypertrophie apparaît dès le début de la maladie, alors même qu'il n'y a pas encore de fièvre; d'après Griesinger, c'est vers le quatrième ou le cinquième jour qu'elle fait son apparition.

Cette hypertrophie s'accentue rapidement, et, à la fin du premier septénaire, elle est nettement constituée; c'est à cette période, ainsi que dans le septénaire qui va suivre, qu'elle est le plus considérable.

A cette période, malgré le tympanisme, il est d'ordinaire facile de percuter la rate; d'après Griesinger, il n'est pas rare d'observer alors une zone de matité, de 8 centim. de hauteur et de 10 à 12 centim. de largeur; la percussion doit être pratiquée en général en arrière de la ligne axillaire, à cause du météorisme qui refoule l'organe.

Malgré l'hypertrophie, la région de l'hypochondre gauche n'est pas déformée en général; et il est très rare, du moins chez l'adulte, qu'on puisse sentir la rate par la palpation; il n'en est pas de même chez l'enfant où la percussion donne rarement de bons résultats et où la palpation est la méthode de choix.

Cette hypertrophie de la rate est un symptôme à peu près constant. Murchison ne l'a vue manquer qu'une fois et Hoffmann l'a observée 95 fois sur 117 autopsies; il existe cependant de grandes

(1) SANARELLI. Fièvre typhoïde expérimentale. *Ann. Institut Pasteur*, 1894.

variations dans les limites de cette hypertrophie : la tuméfaction serait plus rapide et plus considérable dans les cas graves ; d'après Louis et les auteurs du *Compendium*, elle serait plus marquée dans certaines épidémies et ferait défaut, au contraire, dans d'autres.

Chez l'enfant, Taupin a signalé l'hypertrophie dans 109 cas sur 121 ; d'après d'Espine et Picot, cette hypertrophie est très marquée, même dans les formes légères, et l'on peut sentir facilement la rate sous le rebord costal ; Rilliet et Barthez, par contre, ne l'ont guère observée que dans un quart des cas, 28 fois sur 105.

Chez les sujets ayant dépassé 30 ans, l'hypertrophie devient moins considérable et fait même défaut chez les sujets âgés.

L'hypertrophie de la rate ne se traduit en général cliniquement par aucun symptôme ; quelquefois cependant, surtout chez les enfants, il existe de la douleur à la pression de la région splénique (1) ; dans les cas de périsplénite, de dilatation très rapide ou d'infarctus, cette douleur peut devenir beaucoup plus intense.

L'hypertrophie de la rate atteint en général son maximum entre le dixième et le quinzième jour ; elle diminue dans la suite tout en restant perceptible et ne disparaît qu'au moment de la convalescence, qui n'est véritablement complète que lorsque la rate est redevenue normale.

La persistance de l'hypertrophie pendant la période d'apyrexie peut être considérée comme d'un mauvais présage ; elle est souvent l'indice d'une rechute, et lorsque celle-ci survient, la rate augmente à nouveau (Griesinger) ; c'est là un fait que nous avons observé trois fois dans l'épidémie de cette année, où les rechutes ont été particulièrement fréquentes. Rappelons enfin que, par contre, l'hypertrophie peut disparaître malgré la persistance d'un état général grave, à la suite d'hémorrhagies intestinales abondantes.

Nous n'insisterons pas sur la valeur diagnostique de cette hypertrophie, nous rappellerons seulement que, si son absence doit faire douter qu'il s'agisse de fièvre typhoïde, sa constatation n'indique qu'une chose, l'infection générale de l'organisme, et qu'il existe un un certain nombre de maladies infectieuses, la granulie en particulier,

(1) Cette douleur a été signalée par M. Georgewitch, dans sa thèse, et nous avons pu nous-même l'observer dans trois cas à l'hôpital Trousseau.

où l'hypertrophie de la rate se présente avec une intensité au moins aussi grande que dans la fièvre typhoïde.

Anatomie pathologique. — Les modifications apportées par l'infection typhique dans la rate ont frappé, nous l'avons vu, tous les auteurs qui ont étudié cette maladie; aussi trouve-t-on de précieux documents dans les travaux de Louis, de Cruveilhier, Hoffmann, Murchison, Griesinger, etc., qui ont exposé dans leurs ouvrages les caractères macroscopiques que présente la rate typhique aux autopsies; dans ceux de Jenner, de Rokitansky, qui décrivent plus spécialement certaines complications, en particulier les infarctus, etc., etc.

Les altérations histologiques ont été étudiées par Billroth, par Wagner, par Birch-Hirschfeld, Mossler, Ewald, Ziegler, en Allemagne; par Cornil et Ranvier, Cornil et Babès, et surtout par Siredey, en France, auteurs dont les travaux sont exposés dans les articles classiques des deux dictionnaires, dans l'article de Chantemesse sur la fièvre typhoïde du Traité de médecine, dans la Pathologie interne de Eichhorst, et dans une récente monographie sur les maladies de la rate que nous avons publiée dans le Manuel de médecine, en collaboration avec Bruhl.

Reprendre la description classique de ces divers auteurs en la comparant à nos propres recherches et en la complétant par nos observations personnelles qui ont porté sur 15 autopsies, tel sera le but de ce chapitre.

Dans la fièvre typhoïde, l'organisme envahi par le bacille d'Eberth et les toxines qu'il sécrète, réagit sur tous les points à la fois, le sang afflue dans les viscères, les éléments lymphatiques prolifèrent de toutes parts et l'on assiste à une première période plus ou moins prolongée, qu'on peut appeler *la phase de réaction*, phase qui se traduit par des congestions viscérales multiples du foie, du rein, du poumon, de la rate et des ganglions.

Mais l'organisme ayant le dessous dans cette lutte contre les bactéries, à cette première phase en succède une seconde dans laquelle l'importance des phénomènes congestifs diminue et où apparaissent des lésions multiples : nécroses cellulaires variées, dégénérescence graisseuse, vitreuse, pigmentaire, etc. ; les bactéries se sont implantées en maîtresses dans les tissus, les phénomènes phagocytaires ont cessé pour la plupart et les organes sont devenus de véritables foyers de pullulation microbienne, de véritables réservoirs de toxines, c'est la *phase de dégénération*, traduite dans le cœur par la dégénérescence vitreuse et pigmentaire de la fibre; dans les muscles de la vie de relation par la dégénérescence vitreuse de la fibre striée; dans le foie par la dégénérescence graisseuse, la nécrose de la cellule hépatique et l'apparition de « *nodules* » dans l'intérieur du parenchyme; dans le rein par la nécrose de l'épithélium de Heidenhain des tubes contournés; dans les ganglions, dans l'intestin, par la nécrose et la désintégration des cellules lymphatiques tuméfiées au niveau des follicules lymphatiques, etc., etc.

A cette période, l'organisme est sans défense contre les bactéries qui pullulent dans nos cavités naturelles, et à l'infection typhique s'ajoutent de nombreuses infections secondaires, traduites cliniquement par des pneumonies et des broncho-pneumonies, des suppurations de toute nature, des eschares, de la phlegmatia, de la gangrène, etc.

Au bout d'un certain laps de temps, l'organisme acquiert *l'immunité* et, si les lésions dégénératives ne sont pas trop profondes, la convalescence et la guérison surviennent, à moins que, l'immunité n'étant pas suffisante, d'anciens foyers bacillaires ne reprennent une activité nouvelle pour envahir l'organisme et amener une ou plusieurs rechutes de la maladie.

Dans la convalescence même, une des lésions provoquées par la maladie peut continuer d'évoluer pour son compte, et entraîner la mort du malade, ce qui permet d'assister au travail de réparation qui se produit dans les différents tissus.

Nous allons aborder l'étude des lésions de la rate à ces diverses phases, en examinant successivement la rate : 1° pendant la période d'invasion (premier septénaire et première partie du second); 2° pendant la période d'état, du dixième au trentième jour environ; 3° pendant la convalescence; 4° enfin au moment des rechutes de la maladie; nous étudierons ensuite un certain nombre de lésions qui, par leur rareté même, font partie des *complications* de la maladie, infarctus, abcès, rupture de la rate.

Première période. — L'hypertrophie de la rate est à son maximum ; l'organe est deux ou trois fois plus volumineux que normalement et atteint, d'après Griesinger, 20 centim. de longueur, sur 12 centim. de largeur et 5 centim. d'épaisseur chez l'homme, un peu moins chez la femme ; son poids maximum est de 560 gr., son poids moyen de 340 (Murchison).

A cette période, la rate est ferme, la capsule est tendue, le parenchyme est d'un rouge foncé, non ramolli.

Au point de vue histologique, ce qui domine, comme l'a bien montré M. Siredey, dans sa thèse, c'est la congestion intense du parenchyme ; on ne rencontre partout que d'immenses traînées de globules rouges masquant la trame réticulée de la pulpe et les follicules eux-mêmes ; sur certains points, on note l'existence de véritables foyers hémorrhagiques.

Quoique nous n'ayons pratiqué qu'un petit nombre d'autopsies à cette première période de la fièvre typhoïde, et encore à la fin de celle-ci, nous avons pu observer plusieurs fois des rates présentant ce type de congestion intense et pesant 540, 420, 400 gr. ; dans tous ces cas, nous avons été frappé de l'importance de la congestion de l'organe qui est transformé en une véritable nappe sanguine où l'on ne distingue plus les cordons de la pulpe comprimés par les capillaires veineux énormément dilatés. Nous avons même observé, dans certains cas, de véritables hémorrhagies, mais nous avons toujours trouvé les corpuscules de Malpighi nettement dessinés sur les coupes ; ces corpuscules apparaissent en général plus petits que normalement ; ils sont comme rongés à leur périphérie par la nappe sanguine, mais toujours perceptibles.

Les lésions des cellules sont encore mal connues, car il est rare de pratiquer des autopsies au début de la maladie. Siredey signale cependant une multiplication notable des cellules du corpuscule, quoique, dit-il, cette multiplication soit moindre que dans les ganglions ou les follicules clos.

L'ensemencement de la rate, dans tous les cas dénote la présence du bacille d'Eberth (1).

Deuxième période. — Elle s'étend environ du douzième au tren-

(1 Chantemesse. *Traité de médecine* de Charcot-Bouchard. t. I, article Fièvre typhoïde.

tième jour (1). La congestion, quoique moins forte qu'à la période précédente, reste considérable, et la rate pèse souvent encore plus de 300 gr.; le poids peut n'être cependant que de 250 à 280 gr., comme nous l'avons observé, et la rate même peut avoir son volume normal, comme nous l'avons vu dans un cas où, au dix-huitième jour de la maladie, l'organe ne pesait que 155 gr.

Selon que le volume est plus ou moins considérable, la rate se présente sous deux aspects : ferme, tendue, comme à la première période, dans les cas de congestion intense ; ou bien molle, diffluente, s'aplatissant sur la table d'autopsie ; à la section, dans ce dernier cas, le parenchyme apparaît de couleur violacée, il est poisseux, et a perdu tout aspect brillant pour devenir d'un rouge mat ; souvent il s'écoule en bouillie et il est difficile à l'autopsie de retirer la rate sans la rompre ; dans certains cas, le parenchyme apparaît rouge sombre, semé de points gris dus à la saillie des corpuscules de Malpighi.

L'examen histologique est, en général, bien plus facile qu'à la phase précédente et montre que les éléments constitutifs de la rate sont profondément modifiés.

Capsule de Malpighi et prolongements fibreux. — M. Siredey dit que la capsule est presque intacte, sauf dans les cas d'infarctus et d'abcès ; il n'y aurait qu'un peu d'infiltration embryonnaire, qui manque même sur beaucoup de points.

Nous avons presque toujours trouvé la capsule normale et les altérations, lorsqu'elles existent, nous ont paru porter surtout sur la partie externe péritonéale, où il se fait une accumulation de cellules lymphatiques, et où même apparaissent, dans certains cas, de véritables néo-membranes.

Corpuscules de Malpighi. — Les auteurs ne s'entendent pas sur l'état du corpuscule de Malpighi ; tandis que, pour les uns, ceux-ci sont volumineux et font quelquefois même saillie sur les coupes sous forme d'infiltrats gris ; pour d'autres (Ziegler), ils sont en général peu modifiés ; Billroth les dit d'ordinaire pauvres en cellules.

Siredey y décrit des altérations comparables à celles qu'il a

(1) C'est cette période que nous avons eu surtout l'occasion d'observer, et c'est à elle que se rapportent la plupart de nos observations ; il est très difficile d'ailleurs, comme chacun le sait, de dire à quel jour exact de la maladie, la mort est survenue, la forme extrêmement variable de la maladie modifiant singulièrement la durée des diverses périodes.

observées dans les ganglions et dans l'intestin, c'est-à-dire *de la tuméfaction avec aspect polymorphe de la cellule, qui souvent contient plusieurs noyaux*; d'après lui, ces cellules, même à une époque avancée, ne subissent que rarement la transformation vitreuse ou la dégénérescence granulo-graisseuse, bien moins que les cellules de l'intestin et des ganglions.

Cornil et Ranvier signalent la prolifération du tissu réticulé autour des artères.

Nous avons toujours soigneusement examiné, dans nos préparations, les corpuscules de Malpighi, et voici ce que nous avons observé : Les lésions des corpuscules sont extrêmement variables ; elles diffèrent selon l'époque de la maladie et même selon le corpuscule observé ; tous les corpuscules, en effet, ne sont pas pris en même temps et surtout tous ne sont pas altérés au même degré ; il n'en reste pas moins vrai qu'on peut ramener à certains types très nettement définis, les divers aspects sous lesquels se présentent à nous ces corpuscules.

Ceux-ci apparaissent souvent diminués et réduits à quelques rangées concentriques de lymphocytes, et cet aspect correspond à deux ordres de faits ; dans le premier cas, l'atrophie n'est qu'apparente, c'est la congestion périphérique intense de la pulpe qui refoule les éléments lymphatiques qui, se tassant, occupent une surface moindre dans la préparation ; dans d'autres, au contraire, les cellules ne sont pas tassées, et cependant leur nombre a diminué, quelquefois d'une façon très notable, comme si un certain nombre d'entre elles avaient passé dans la pulpe ; on sait l'affinité extrême qu'ont pour l'oxygène les leucocytes de l'économie ; peut-être dans les maladies infectieuses, lors de la poussée congestive intense du début, se fait-il alors un essaimage très prononcé de leucocytes de la périphérie du follicule à la pulpe ; c'est là un fait sur lequel nous aurons à revenir, et qu'il nous suffit de signaler.

Quant aux lymphocytes qui constituent le corpuscule, ils sont tantôt normaux, tantôt, et cela semble être le cas le plus fréquent, ils sont en grand nombre modifiés. Nous avons vu, en étudiant la structure du corpuscule, que, même à l'état normal, il existait dans celui-ci, à côté des *lymphocytes*, quelques leucocytes à noyau vésiculeux, faiblement coloré, à protoplasma plus abondant ; ces leucocytes, qui correspondent à la variété dite leucocyte mononucléaire, sont en très petit nombre à l'état normal dans le corpuscule; dans la fièvre typhoïde, ils sont augmentés de fréquence et on les rencontre souvent en assez grande quantité, au milieu des lymphocytes.

Ces leucocytes mononucléaires sont à différents stades de leur évolution : tantôt ils sont à peine plus volumineux que le lymphocyte, mais déjà leur noyau fixe moins les matières colorantes, et, autour de lui, la couche protoplasmique croît en importance; tantôt ils ont près du double de volume du lymphocyte, leur noyau est franchement vésiculeux, avec de fins grains de chromatine, au voisinage de sa membrane avec un nucléole bien apparent, leur protoplasma enfin forme autour du noyau une enveloppe importante.

Ces leucocytes mononucléaires (1) ne restent pas tous à ce stade, une partie se transforment et l'on voit dans le corpuscule, à côté des lymphocytes et des leucocytes mononucléaires, un grand nombre de figures qui traduisent la division directe du noyau et du protoplasma, aspect trilobé du noyau, aspect en haltère, gros noyau avec bourgeonnement plus petit, et enfin forme plus divisée encore, véritables leucocytes polynucléaires, tous aspects représentés dans la figure ci-jointe.

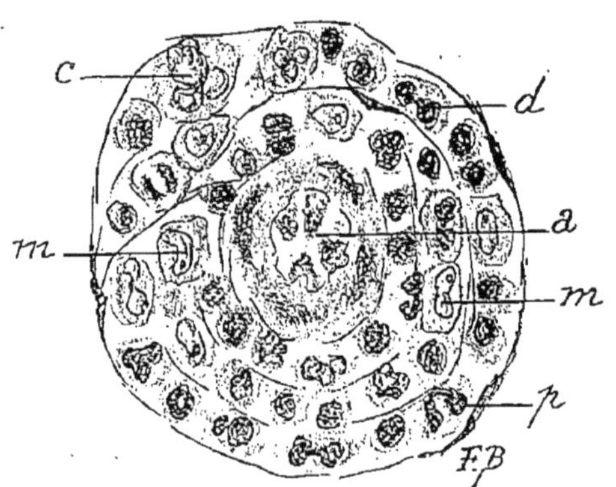

Fig. 4. — Corpuscule de Malpighi dans la fièvre typhoïde.
a, artériole; *m*, leucocyte mononucléaire; *d*, leucocyte en voie de division; *c*, cellule gigantesque; *p*, leucocyte polynucléaire.

(1) Siredey, qui a fort bien décrit ces altérations des leucocytes, accroissement, étranglement puis division du noyau, admet que ce sont là des phénomènes dégénératifs ; nous croyons, pour notre part, qu'il faut bien distinguer (quoique souvent cela soit très difficile) les phénomènes de division active des phénomènes régressifs ;

Ces cellules, que M. Siredey a bien vues et qu'il appelle volontiers *épithélioïdes*, ne sont pas des cellules dégénérées ; elles sont au contraire la preuve de la réaction du corpuscule dans l'infection, les leucocytes mononucléaires et polynucléaires étant, comme on le sait, des états plus parfaits du lymphocyte, des états adaptés pour la phagocytose.

Mais soit que cette lésion de réaction dépasse le but, soit que bientôt sous l'influence des toxines il se produise une mortification de ces cellules en voie de prolifération, on voit bientôt apparaître, au milieu des lymphocytes, ou des autres leucocytes mononucléaires et polynucléaires normaux, d'autres cellules qui, elles, ont tous les caractères des cellules de régression.

L'aspect de ces cellules est caractéristique : leur protoplasma présente un contour mal défini, il est souvent tuméfié et les cellules voisines ont tendance à se confondre par leurs bords.

Quant au noyau, il présente les formes les plus variées, on pourrait dire les plus extravagantes ; il est le plus souvent étiré, renflé à une de ses extrémités, aminci à une autre, bossué sur certains points, ou bizarrement contourné ; sur d'autres points il est fragmenté, mais la division n'a plus alors la régularité par trois ou par quatre des leucocytes polynucléaires : les grains de fragmentation, souvent en grand nombre, apparaissent semés au hasard, de taille très inégale, la chromatine est restée tantôt à l'état liquide comme dans les leucocytes mononucléaires, tantôt et le plus souvent, elle est à l'état solide et fixe fortement les colorants ; dans presque tous les cas, il semble qu'elle soit produite en excès, et que son pouvoir de fixation soit augmenté.

Dans quelques cas enfin les grains colorants restent reliés par de fins filaments chromatiques qui dessinent dans certains cas des figures très bizarres, mais d'une grande élégance.

A un stade plus avancé, ces amas de chromatine se résolvent en

les seconds n'étant d'ailleurs souvent qu'une exagération des premiers. Les phénomènes de division ne sont pas douteux cependant, comme le montre notre figure IV, les leucocytes ne diffèrent en rien des leucocytes normaux en voie de division et l'on retrouve souvent dans la pulpe au voisinage du corpuscule, ces mêmes divisions du noyau. Les phénomènes régressifs se distinguent par l'état du protoplasma cellulaire, par l'irrégularité du contour du noyau, dans lequel souvent il y a eu surproduction et accumulation irrégulière de chromatine.

grains plus fins, tout contenu cellulaire disparaît et l'on ne voit plus que de la poussière de noyau.

Tantôt ces dégénérations cellulaires sont diffuses, il n'y a qu'une cellule altérée ainsi de place en place ; tantôt, au contraire, tout un groupe de cellules est atteint et il existe dans l'intérieur même du corpuscule un véritable petit nodule de désintégration cellulaire facile à reconnaître à un faible grossissement par l'irrégularité de la structure de ses éléments, au milieu des cellules régulièrement distribuées du reste du corpuscule.

De même qu'on trouve des cellules isolées à tous les degrés de la désintégration cellulaire, de même on trouve des nodules à tous les stades de leur évolution, depuis le nodule en voie de formation où les cellules commencent seulement à se désagréger, jusqu'au nodule parfait où sur un fond vaguement cellulaire, on n'aperçoit plus que quelques grains fixant les colorants.

Nous verrons, par la suite que la présence de ces foyers de désintégration dans la rate n'est pas spéciale à la fièvre typhoïde ; ce n'est pas là l'œuvre d'un processus spécifique, mais bien une lésion banale commune à un grand nombre d'infections.

Que deviennent ces foyers de désintégration ? Il nous est difficile de le dire, n'ayant eu qu'une fois l'occasion d'examiner une rate de typhique mort pendant la convalescence ; dans celle-ci il n'y avait plus trace d'éléments nodulaires, mais bien retour à l'état normal du parenchyme ; l'apparition dans certains points de ces nodules de grands macrophages, permet de supposer que ceux-ci se chargent des débris nucléaires et que le corpuscule peut se régénérer dans la suite.

Quant au réticulum du corpuscule, il est en général peu modifié à cette période. Nous l'avons trouvé cependant très épaissi dans un cas où la plupart des cellules du corpuscule avaient disparu.

Artères et artérioles du corpuscule. — Les lésions les plus remarquables, dit Siredey, se rencontrent sur les vaisseaux ; les tuniques sont notablement épaissies et infiltrées de cellules, la gaine lymphatique remplie de cellules forme autour de chaque artère une couronne à plusieurs rangées, la tunique interne est hérissée de végétations très saillantes, qui diminuent sensiblement la lumière du vaisseau ; quelquefois même on trouve au centre du tube artériel de grosses cellules endothéliales tuméfiées, vitreuses qui l'oblitèrent plus ou moins complètement.

Nous avons observé ces lésions dans la plupart de nos préparations, et nous ne pouvons que confirmer la description en tous points exacte de Siredey; faisons seulement remarquer que les lésions de dégénération que nous avons décrites précédemment sont absolument indépendantes de celles des artères du corpuscule, car il n'est pas rare de trouver des nodules nécrotiques dans des corpuscules où l'artériole centrale n'est pas sensiblement altérée. Signalons enfin l'*aspect hyalin* que prend souvent la tunique moyenne extrêmement tuméfiée et les déformations plus ou moins prononcées des noyaux musculaires, qui dans certains cas même semblent avoir presque complètement disparu.

Veines. — Les veines présentent des altérations identiques quoique moins prononcées que les artères : l'infiltration leucocytique de leur paroi est fréquente, et dans un cas nous avons trouvé un gros bourgeon d'endophlébite faisant saillie dans la lumière du vaisseau. Celle-ci est encombrée de leucocytes de formes variées, lymphocytes et leucocytes polynucléaires en petit nombre, grands leucocytes mononucléaires à noyau arrondi à un des pôles et à protoplasma rempli d'hématies ou de débris d'hématies, grands leucocytes mononucléaires, renfermant d'autres leucocytes plus petits, ou bien des fragments de noyaux, grandes cellules granuleuses sans noyau colorable, etc., etc., toutes formes que nous retrouverons dans les mailles de la pulpe et dans les capillaires veineux de celle-ci.

Pulpe splénique. — Dans les cas de tuméfaction intense de l'organe, toute la pulpe, nous l'avons vu, est tranformée en une véritable nappe de sang sur laquelle se détachent de place en place les corpuscules de Malpighi; il est difficile en ce cas d'étudier les caractères du tissu de la pulpe, les mailles de celle-ci sont comprimées par la dilatation intense des capillaires veineux et dans ceux-ci même la pléthore d'hématies empêche qu'on étudie avec fruit les coupes de l'organe.

Dans les cas où la tuméfaction est moindre, il est facile, par contre, d'étudier les mailles de la pulpe et les capillaires veineux qui la sillonnent.

Mailles de la pulpe. — Le réticulum est en général peu modifié, quelquefois épaissi et les cellules plates qui le tapissent tuméfiées, mais la lésion intéressante porte sur les cellules mêmes de la pulpe.

Les caractères de ces cellules ont déjà été étudiés en 1861 par Billroth, qui signale la transformation des cellules de la pulpe en grosses cellules à plusieurs noyaux contenant dans l'intérieur de leur protoplasma des hématies; cette destruction des hématies par les leucocytes se verrait dès la première période et diminuerait à une période avancée.

« Du dixième au quinzième jour, d'après Cornil et Ranvier, lorsqu'on examine à l'état frais les éléments cellulaires de la pulpe splénique dans le picrocarminate, on trouve au milieu des globules rouges des cellules lymphatiques tuméfiées dont le protoplasma est granuleux et mou et qui présentent souvent plusieurs noyaux. Une grande quantité de ces cellules lymphatiques contiennent un ou plusieurs globules rouges dans leur protoplasma; on peut compter deux, trois, quatre et jusqu'à huit ou dix globules rouges dans une seule cellule lymphatique. Le noyau ou les noyaux de ces grosses cellules sont parfaitement visibles.

« Les globules rouges englobés dans le protoplasma sont tantôt de volume normal et bien reconnaissables à leur couleur, à l'aspect homogène de leurs masses, tantôt ils sont petits, ne mesurant que 3 ou 4 μ, tantôt ils sont granuleux et ne se laissent reconnaître qu'à la couleur jaunâtre des granules qu'ils présentent. Leur nombre est considérable dans la fièvre typhoïde, si bien que dans une goutte de pulpe obtenue par raclage on pourrait en compter des centaines. »

Ziegler signale également cette inclusion d'hématies ou de débris d'hématies dans les leucocytes à noyaux vésiculeux de la pulpe.

Nous avons retrouvé dans la plupart des cas, ces grandes cellules

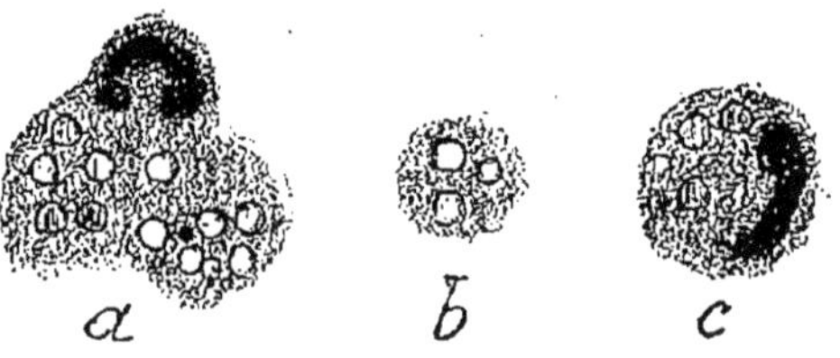

FIG. 5. — Leucocytes dans la fièvre typhoïde.
a, *b*, *c*, macrophages contenant des hématies.

remplies de globules rouges; ce sont en général de grands leucocytes mononucléaires de forme variable, ovoïde ou polyédrique, souvent d'aspect mûriforme, dans lesquels le noyau, en général petit et d'ordinaire unique, est situé à un des pôles de la cellule, tandis que le reste du protoplasma est rempli d'hématies. Celles-ci nous ont paru en général peu dégénérées et il est rare de trouver les cellules bourrées de pigment. Dans un cas cependant, elles étaient remplies d'hématies dégénérées et de pigment ocre. Celui-ci se trouvait aussi en liberté dans les mailles de la pulpe et même dans quelques cellules du corpuscule de Malpighi.

Ces grandes cellules siègent surtout, comme l'a bien montré M. Cornil, dans les veines de la pulpe, mais on les retrouve aussi dans les mailles de celles-ci; Billroth les a trouvées dans les vaisseaux du foie et même dans les veines périphériques.

Pas plus que les lésions du corpuscule, cette lésion de destruction des hématies n'est spécifique de la fièvre typhoïde; Billroth l'a retrouvée dans les veines de la rate dans la tuberculose aiguë; nous l'avons de même rencontrée dans plusieurs cas de granulie, dans des infections à pneumocoques, etc. C'est une lésion banale d'infection, mais qui présente dans la fièvre typhoïde une intensité telle qu'elle permet de reconnaître presque à coup sûr une rate de typhique.

Les cellules de la pulpe sont en général tuméfiées, leur protoplasma est plus abondant que dans celles de la pulpe normale et est souvent rempli de divers éléments.

Ces éléments peuvent être des leucocytes, soit des leucocytes mono-

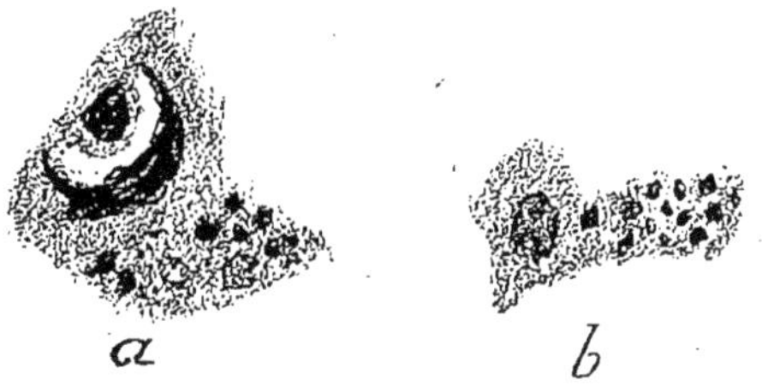

FIG. 6. — Leucocytes dans la fièvre typhoïde.
a, *b*, macrophages contenant des débris de noyau et des leucocytes.

nucléaires, soit des leucocytes polynucléaires. Dans ce cas la cellule prend parfois un aspect spécial : à un des pôles se trouve le noyau entouré de protoplasma qui va, en diminuant d'épaisseur, entourer une ou plusieurs cellules ; souvent entre la cellule phagocytaire et le contenu existe un espace clair en forme de croissant qui représente une vacuole digestive de la cellule ; dans d'autres cas, au lieu de leucocytes à contours définis, on trouve des noyaux plus ou moins fragmentés, ou bien des débris de noyau ; dans certains cas le protoplasma de la cellule incluse ne se voit plus et l'on pourrait se croire en présence d'une cellule à deux ou à plusieurs noyaux. Dans ces mêmes cellules qui contiennent des leucocytes, on trouve également une ou deux hématies ou du pigment sanguin, parfois de petits grains, débris moléculaires de noyau ou de bactéries déformées.

Les cellules de la pulpe peuvent subir encore d'autres modifications : elles peuvent, comme les cellules du corpuscule, présenter des phénomènes de division, et l'on voit de place en place des cellules avec un noyau bilobé ou renfermant deux noyaux voisins ; mais ces phénomènes de division nous ont paru rares dans la pulpe de la rate typhique et la plupart des phénomènes observés ressortissent plutôt à des lésions de nécrose variées.

Ces cellules présentent souvent de la vitrification du protoplasma qui apparaît réfringent, homogène, et prend uniformement les couleurs d'aniline ; dans d'autres cas, ni protoplasma, ni noyau n'apparaissent et l'on ne voit qu'un vague contour cellulaire.

Les mailles de la pulpe présentent encore une autre altération des plus intéressantes et qui manque très rarement, nous voulons parler de la présence de foyers de nécrose cellulaire analogues à ceux que nous avons décrits dans le corpuscule. Ces foyers dans la pulpe présentent tout à fait l'aspect des nodules qu'on rencontre dans le foie des typhiques à la même période.

Nodules de la pulpe. — Wagner (1) dit que, dans quelques cas, il a trouvé dans la rate des corpuscules grisâtres, correspondant à ceux qu'on observe dans le foie.

Siredey ne signale pas cette altération, et dit qu'on ne voit qu'un petit nombre d'éléments lymphatiques ayant subi la transformation vitreuse ou la dégénérescence granulo-graisseuse.

MM. Cornil et Babès enfin disent « que très fréquemment dans le tissu où siègent les bacilles, il existe des parties nécrosées où les

(1) Wagner. *Arch. fur Heilkunde*, 1860, p. 322, et 1861, p. 103.

cellules sont unies en même temps que leurs bords sont effacés ; entre les cellules on voit des grains qui se colorent de la même façon que les bacilles et qui seraient d'anciens foyers de bactéries. »

Il ne nous semble pas que cette lésion, que l'on rencontre souvent, en effet, soit comparable aux petits nodules que nous allons décrire, nodules dans lesquels, pas plus d'ailleurs que dans le foie, on ne rencontre de bactéries (1).

Ces nodules sont d'une fréquence extrême dans la rate (neuf fois sur 15 observations), presque toujours ils se rencontrent en même temps dans le foie : ils sont beaucoup plus marqués dans la pulpe que dans le corpuscule.

Ils sont tantôt nettement arrondis, tantôt à bords irréguliers, comme diffus ; leur volume est extrêmement variable : tantôt ils n'ont guère comme dimension que celles qu'auraient six à dix cellules de la pulpe accolées, tantôt ils sont beaucoup plus volumineux et atteignent la dimension de petits corpuscules de Malpighi.

Nous avons vu leurs caractères dans l'intérieur des corpuscules, nous n'y reviendrons pas ; dans la pulpe, ils apparaissent souvent légèrement en relief, comme si la pulpe était épaissie à ce niveau. Cet aspect tient à ce qu'ils forment une masse compacte, au milieu du réseau délicat du parenchyme. A un faible grossissement ils semblent formés d'une matière amorphe sur laquelle se détachent irrégulièrement des granulations plus ou moins colorées ; à un fort grossissement on voit nettement, surtout par l'emploi du bleu phéniqué de Kühne, que sur un fond vaguement grenu, dans lequel on retrouve encore de place en place quelques contours cellulaires, apparaissent

(1) Dans le foie, où ces nodules ont été bien étudiés, ils se présentent, d'après LEGRY (*Contr. à l'étude du foie dans la fièvre typh.* Th. Paris, 1890), avec l'aspect suivant :

Masses arrondies, ovalaires ou à contours irréguliers, de dimension variant d'un vingtième de lobule à l'épaisseur de trois ou quatre cellules hépatiques, de nombre variable, rares ou très fréquents.

Ils apparaissent comme formés de cellules lymphatiques plongées dans une substance grenue vitreuse ; en réalité, ils sont formés de noyaux et de débris de protoplasma provenant des cellules hépatiques tombées en détritus. On ne trouve pas de bacilles dans leur intérieur ni à leur voisinage.

D'après LETULLE (*L'inflammation*, 1894), ces nodules se composent en grande partie d'éléments lymphatiques diapédésés, de cellules fixes proliférées par Karyokinèse, peut-être de cellules endothéliales multipliées, et certainement d'un certain nombre d'éléments nobles du tissu en voie d'atrophie ou même de mortification.

des noyaux, plus ou moins fragmentés et déformés (1). Sur certains points, on aperçoit encore le protoplasma tuméfié de la cellule, qui a perdu tout contour nettement défini, mais qu'on peut facilement reconstituer; sur d'autres on ne voit plus trace de cellules : toute structure a disparu, et sur le fond bleu clair ou verdâtre se détache de la poussière de noyau, soit dissociée, soit encore groupée au lieu

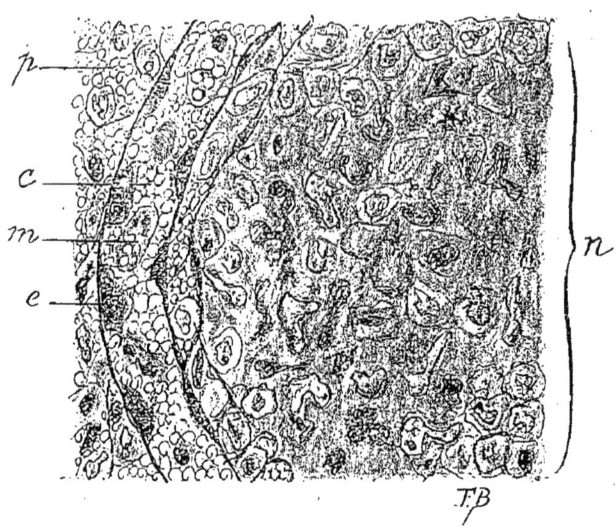

Fig. 7. — Nodule nécrotique de la pulpe dans la fièvre typhoïde.

p, pulpe splénique; *c*, capillaires; *m*, leucocyte contenant des hematies; *e*, endothelium; *n*, nodule.

et place du noyau disparu; de place en place enfin, on retrouve un noyau coloré.

Ces nodules ne renferment ni à leur intérieur, ni à leur voisinage, de bacilles typhiques.

Sur certains points enfin, dans la pulpe, on voit juxtaposés de grands leucocytes mononucléaires, à protoplasma tuméfié, à noyau bien coloré encore, mais commençant à se fragmenter; c'est là un début de formation nodulaire.

Le nodule dans la pulpe comme dans le corpuscule est donc formé

(1) On retrouve ici, comme dans le corpuscule, toutes les variétés d'altération nucléaire; il semble qu'il y ait eu excès de leucocytes mononucléaires surtout, et l'on voit un grand nombre de noyaux vésiculeux déformés, mais il y a aussi des fragmentations du noyau avec excès de chromatine.

par la tuméfaction des grandes cellules de la pulpe (leucocytes mononucléaires), dont le protoplasma se nécrose, et dont le noyau se fragmente à des degrés différents.

Il y a là un phénomène analogue à ce qui se passe dans le foie où, les nodules nous ont paru surtout formés par une tuméfaction avec nécrose de la cellule hépatique, avec fragmentation plus ou moins avancée du noyau.

Le rôle des cellules fixes du réticulum est très difficile à définir : dans la rate comme dans le foie, elles subissent certainement la nécrose comme les cellules de la pulpe et les cellules hépatiques, car on ne les retrouve point colorées au milieu de la nécrose générale du tissu.

La formation du nodule est-elle liée à l'embolie ou à la thrombose des capillaires nourriciers, ou n'est-elle, comme le dit M. Letulle, qu'une réaction phagocytaire, sollicitée par des embolies microbiennes? C'est ce qu'il est impossible de préciser; il nous semble cependant qu'on doit y voir surtout un phénomène nécrotique dû à l'influence des toxines microbiennes.

Il n'y a, à proprement parler, de réaction phagocytaire que lorsqu'interviennent les grands macrophages, comme on le voit assez souvent, pour se charger des débris nucléaires et protoplasmiques des cellules.

Les autres altérations de la pulpe sont peu importantes et ne nous arrêteront pas longtemps. Il n'est pas rare de rencontrer dans les mailles des granulations en quantité considérable, granulations ayant les caractères histologiques des noyaux. Enfin, on voit souvent du pigment jaune d'or ou ocre en liberté.

Nous ne dirons qu'un mot des altérations que présentent les capillaires veineux.

Billroth a signalé une prolifération des noyaux des grandes cellules endothéliales qui les tapissent.

Pour Siredey, les canaux veineux présentent des lésions très prononcées. Les cellules fusiformes endothéliales sont détachées ; elles ont subi pour la plupart la transformation vitreuse; leurs noyaux tantôt restent colorés, tantôt ne se distinguent plus; les fibres arciformes que recouvrent ces cellules sont détachées et l'on voit leurs débris tuméfiés, ondulés, se mélanger aux cellules endothéliales et lymphatiques plus ou moins dégénérées.

MM. Cornil et Babès signalent la prolifération des cellules endothéliales des petites veines qui se détachent de la paroi et dont le protoplasma granuleux contient parfois des globules rouges.

Nous avons trouvé souvent l'endothélium de ces veines extrêmement tuméfié, mais il nous a semblé toujours rester facilement colorable.

Dans l'intérieur de ces canaux veineux, on rencontre en abondance toutes les variétés cellulaires que nous avons déjà décrites, petits et grands macrophages, cellules remplies d'hématies ou de pigment, vieilles cellules granuleuses sans noyau colorables; nous n'y insisterons pas davantage.

Bactériologie. — On sait que dans la fièvre typhoïde, après un très court passage dans le sang, le bacille d'Eberth se cantonne dans les différents viscères, dans la rate en particulier, où il forme de véritables foyers de pullulations.

Pendant la vie, la ponction de l'organe rend compte de la présence de ce bacille, comme l'ont montré Marigliano qui l'a trouvé quinze fois, Hein et depuis Philippowicks, Lucatello, Chantemesse et Vidal, etc.

Dans le typhus levissimus, embarras gastrique fébrille, Chantemesse (1) a toujours obtenu des résultats négatifs.

A l'autopsie des typhiques, le bacille d'Eberth a été retrouvé par la plupart des bactériologistes. Froenkel et Simmons l'ont toujours observé dans les cultures, mais n'ont pu le retrouver sur les coupes ; Gaffky, par contre, vingt fois sur vingt-deux a vu des petits îlots formant de véritables colonies de bacille.

MM. Cornil et Babès, ont conseillé de recueillir la rate aseptiquement et de la laisser à l'étuve : de cette façon, on voit facilement les foyers microbiens.

Ce procédé ne nous a pas paru nécessaire, et dans presque tous nos cas nous avons trouvé par la culture, et sur les coupes, de petits foyers de bacilles d'Eberth.

Ces foyers, comme l'ont bien montré MM Cornil et Babès, siègent

(1) CHANTEMESSE. *Semaine médicale*, 1889, et in COURTET. *Emb. gast. fébrile*, Th. Paris, 1893.

d'ordinaire dans la pulpe, dans les lacunes dilatées de celle-ci ; ils présentent à leur périphérie des cellules en multiplication directe et des foyers de nécrose.

Ces foyers de bacilles ne siègent jamais dans les corpuscules de Malpighi ; on les trouve quelquefois au voisinage ou dans la paroi des vaisseaux.

On trouve, outre ces foyers, des bacilles isolés dans les mailles de la pulpe ; ces bacilles sont rarement contenus dans les cellules.

Le bacille d'Eberth disparaît assez vite de l'organisme et il n'est pas rare, lorsque la mort survient tardivement, de ne plus trouver de bacilles d'Eberth dans la rate.

Le bacille d'Eberth n'est pas le seul microbe que l'on rencontre dans la rate, nous avons souvent isolé en même temps que lui le bacterium coli commune, et ce fait bien connu n'est pas sans valeur pour réfuter la théorie qui veut que le bacille typhique ne soit qu'un bactérium coli transformé par le fait même de l'infection.

Bonardi dit avoir rencontré du streptocoque et du staphylocoque (1) presque aussi souvent que le bacille d'Eberth.

Vaillard et Vincent (2) ont trouvé enfin le streptocoque associé au bacille d'Eberth dans le sang et dans le parenchyme de la rate ; dans certaines formes véritablement septicémiques de la fièvre typhoïde où il y avait intégrité de l'intestin et tuméfaction intense de la rate.

Rate dans la convalescence. — Au moment de la convalescence la rate diminue de volume et n'est bienttôt plus perceptible à la percussion. On peut même dire que la convalescence n'est véritablement établie que lorsque la rate a repris son volume normal.

Au point de vue anatomo-pathologique, nous connaissons mal le mode de réparation du tissu splénique. « En général, dit Siredey, il reste un peu d'épaississement de la capsule ; quelquefois des traces

(1) La présence du staphylocoque peut être due à des infections secondaires mais le fait doit être très rare ; le plus souvent, comme l'ont vu MM. Achard et Phulpin et comme nous l'avons souvent observé, c'est un agent d'infection agonique ou cadavérique. ACHARD et PHULPIN. Contribution à l'étude de l'envahissement des organes par les microbes pendant l'agonie et après la mort. *Arch. de méd. expér.*, 1er janvier 1895.

(2) VAILLARD et VINCENT. *Société méd. des hôp.* 14 mai 1890.

de péritonite localisée. Dans un cas, la rate était véritablement atrophiée.»

« La rate diminue de volume, sa surface de section de couleur brune est moins riche en sang. On ne voit plus d'organites en prolifération, on voit des cellules renfermant des grains granuleux (Förster), des pigments inclus ou en liberté » (Cornil et Ranvier).

Nous n'avons pu observer qu'une seule fois une rate d'individu mort pendant la convalescence.

Il s'agissait d'une jeune femme de 22 ans qui, au quinzième jour de la convalescence d'une fièvre typhoïde régulière, fut prise d'accidents cardiaques et mourut presque subitement.

A l'autopsie, la rate pesait 170 gr. et présentait quelques tractus scléreux sur la coupe.

Au point de vue histologique, la seule lésion intéressante consistait en un certain degré d'atrophie, parfois même très prononcée, des corpuscules de Malpighi ; dans ces derniers, les lymphocytes apparaissaient beaucoup plus rares que normalement ; et le réticulum qui les séparait était notablement épaissi ; la pulpe splénique était normale ; la culture ne décela point de bacille d'Eberth.

Rate dans les rechutes. — Nous avons vu que lors de la rechute de la fièvre typhoïde, il se faisait une véritable infection nouvelle avec production de taches rosées, augmentation du volume de la rate, cycle fébrile, etc. ; nous avons vu aussi que la rate n'avait pas repris son volume normal dans la période d'apyrexie qui précédait la rechute.

Il est à supposer, dit à ce sujet Chantemesse, que le rôle de la rate est considérable, car c'est peut-être dans la rate que les bacilles typhiques persistent en dernier lieu pour infecter à nouveau l'organisme si l'immunité de celui-ci est incomplète.

Il existe d'ailleurs une forme de fièvre typhoïde qui, par l'importance des symptômes spléniques et la fréquence de ses rechutes, fait songer au typhus récurrent et dans laquelle les rechutes succèdent à l'apyrexie tant que persiste l'hypertrophie splénique (Chantemesse).

Les rechutes de la fièvre typhoïde sont rarement graves, et l'on a peu l'occasion d'étudier les lésions de la rate à cette période ; Siredey n'en signale aucune observation.

Nous avons pu faire, dans le service de notre maître M. Debove, l'autopsie d'une malade de 16 ans, morte au dixième jour d'une rechute de fièvre typhoïde. La rate était volumineuse et contenait du bacille d'Eberth ; elle pesait 300 gr.

Sur les coupes, on voyait de nombreux foyers de bacilles dans les mailles de la pulpe et quelquefois dans les artérioles.

Les lésions étaient doubles et l'on voyait, d'une part, des altérations rappelant celles que nous avons décrites à la période de convalescence (atrophie corpusculaire, épaississement du réticulum dans le corpuscule) et des lésions d'infection jeune, tuméfaction des cellules de la pulpe dont un grand nombre contenaient des hématies.

Complications. — Infarctus. — Les infarctus ne sont pas très rares dans la rate au cours de la fièvre typhoïde.

Étudiés par Jenner dans la fièvre typhoïde et dans le typhus, par Rokitansky qui en a donné une description devenue classique, ils ont été trouvés 4 fois sur 118 autopsies, par Griesinger, et 9 fois sur 260 cas, par Hoffmann.

Il ne s'agit là que des grands infarctus, car il existe souvent dans la rate de petits infarctus qui n'entraînent pas par eux-mêmes de désordres graves (Siredey).

Abcès de la rate. — Les abcès de la rate sont très rares dans la fièvre typhoïde. Murchison les a trouvés 2 fois sur 61 cas à la suite d'infarctus, Griesinger sur 118 autopsies les a rencontrés 6 fois ; Louis n'a jamais observé de suppuration de la rate, Andral ne trouve pas un seul abcès de la rate sur 96 autopsies de fièvre typhoïde, etc.

Ces abcès sont le plus souvent consécutifs aux infarctus, comme l'a montré Leudet ; ils sont dus soit à des microbes d'infection secondaire, comme dans le cas de Froenkel qui a trouvé un coccus pyogène (et dans ce cas, d'après Tripier, se verraient surtout à la suite d'eschares), soit au bacille typhique qui, comme on sait, peut dans certains cas posséder des propriétés pyogènes.

Nous ne connaissons que deux observations d'abcès de la rate dus au bacille d'Eberth ; et même dans ces deux cas l'examen bactériologique ne permet-il pas de dire si l'on a eu affaire à du bacille typhique ou à du coli-bacille.

Voici rapidement résumées ces deux observations :

Obs. I. — *Abcès de la rate.* — Roux et Vinay. *Lyon médical*, 10 juillet 1888. — Un homme de 26 ans, au dix-huitième jour de sa fièvre typhoïde, est pris de douleur et d'oppression dans le flanc gauche avec nausées, vomissements, fièvre irrégulière, mort au vingt-deuxième jour. A l'autopsie, rate adhérente vers son extrémité inférieure avec le péritoine pariétal ; abcès de la grosseur d'une noix rempli de liquide jaunâtre, sur d'autres points petits abcès ; dans le rein, abcès miliaire.

Dans ce pus on trouva un bacille en navette ayant sur gélatine les caractères du bacille d'Eberth et qui inoculé à une chienne lui donna un abcès.

Obs. II. — *Abcès de la rate.* — Vincent. *Mercredi médical*, 17 février 1892. — Fièvre typhoïde légère, semblant guérie ; rechute, fièvre, état adynamique ; mort au huitième jour.

Rate de 294 gr., très ramollie ; à la partie antéro-supérieure de l'organe on trouve un abcès du volume d'une noix à cavité anfractueuse, remplie de pus blanc, épais et visqueux ; il y avait en même temps endocardite infectieuse mitrale.

Dans le pus on trouva un bacille en navette ayant sur gélatine inclinée les caractères du bacille d'Eberth.

Nous avons eu l'occasion d'observer nous-même un cas d'abcès de la rate, survenu dans le cours d'une fièvre typhoïde grave au vingtième jour de la maladie. La fièvre très élevée avait le type continu. La rate pesait 280 gr. et était un peu diffluente ; elle présentait des foyers de périsplénite sur trois ou quatre points de sa surface. La section faite à ce niveau faisait voir une masse d'aspect caséeux légèrement ramollie ; au centre de l'organe existait une poche remplie de véritable pus phlegmoneux.

L'ensemencement de la pulpe splénique, et l'ensemencement du pus, dénotèrent l'existence du bacille d'Eberth.

Nous avons, dans ce cas, pratiqué toutes les manœuvres classiques pour la différenciation du bacille typhique du coli et nous avons vu qu'il s'agissait bien de bacille d'Eberth. Le bacille était peu virulent ; inoculé à un cobaye dans le péritoine, il n'a pas produit la mort de celui-ci.

L'examen histologique des parties nécrosées et non encore puriformes montre bien que l'on a affaire à de petits infarctus transformés en abcès.

Dans notre cas, en effet, le centre de l'abcès était formé de leucocytes en voie de dégénérescence graisseuse sans noyau colorable et de cristaux d'acides gras ; on ne voyait plus trace de structure de l'organe ; de place en place, seules quelques travées fibreuses avaient persisté. Cette zone ne renfermait pas de bacilles.

Autour de cette zone on trouvait de place en place, au milieu des leucocytes morts, quelques leucocytes polynucléaires plus ou moins dégénérés et déjà fragmentés, mais encore nettement colorables, et de nombreux foyers de bacilles typhiques en amas ; à mesure qu'on s'éloignait du centre, les leucocytes polynucléaires devenaient de moins en moins fragmentés et l'on arrivait à un point où il n'y avait que des leucocytes polynucléaires en activité.

Autour de cette masse qui formait l'abcès proprement dit, on voyait une zone nécrotique où l'on retrouvait bien la structure fondamentale de la rate, mais où les cellules ne se coloraient plus par les réactifs. Dans cette zône on voyait de place en place, surtout à la périphérie, des foyers hémorrhagiques.

La limite externe de cette zone était marquée par une région où les travées se rapprochaient et où les logettes comprises entre les mailles s'aplatissaient et disparaissaient, comme s'il y avait eu compression de la pulpe à ce niveau.

L'histoire clinique des abcès de la rate n'est pas faite. C'est le plus souvent une trouvaille d'autopsie, l'intensité de la douleur, la modification de la courbe de la fièvre que l'on trouve dans la première et la deuxième observation, manquaient complètement dans la nôtre (1). Ces abcès dans certains cas peuvent s'ouvrir dans le péritoine et être cause de la mort.

Rupture de la rate. — La rupture de la rate a été signalée par Vigla, Landouzy, Loebl, Liebermeister, Withmann ; elle s'accompagne d'ordinaire d'accidents rapidement mortels, rappelant le tableau soit des grandes hémorrhagies intestinales, soit celui de la péritonite suraiguë ; dans certains cas cependant il pourrait y avoir rupture sèche, c'est-à-dire sans épanchement du sang dans le péritoine, à cause de la périsplénite concomitante.

(1) Voir à ce sujet les thèses de Michon, 1890 ; Gein, 1891 ; Déhu, 1893 ; sur le rôle du bacille d'Eberth dans les complications de la fièvre typhoïde.

Bruhl et Fernand Bezançon : article Abcès de la rate dans le *Manuel de médecine*, t. V.

Périsplénite. — Nous ne décrirons pas les caractères de la périsplénite, qui n'a rien de particulier dans la fièvre typhoïde ; nous rappellerons seulement que, comme l'ont bien montré M. Merklen et Davillé dans sa thèse, elle s'accompagne souvent de pleurésie diaphragmatique.

La douleur localisée à la région splénique en cas de périsplénite, irradie à l'épaule gauche en cas de propagation au diaphragme.

On connaît mal les rapports qui rattachent à la fièvre typhoïde certaines lésions consécutives de la rate; nous rappellerons seulement que Mossler a vu survenir une pseudo-leucémie splénique, avec tuméfaction persistante de la rate, faiblesse extrême, hémorrhagies nasales et buccales à la suite de la fièvre typhoïde.

---

§ 2. — Typhus exanthématique.

SOMMAIRE. — *Nature de la maladie.* — *L'hypertrophie de la rate est fréquente, mais non constante. Présence d'infarctus, de périsplénite.*
Corpuscules de Malpighi et artériole (mêmes altérations que dans la fièvre typhoïde).
Pulpe splénique : Congestion, mais surtout accumulation considérable de leucocytes à divers stades dans le tissu réticulé. L'absence de nodules nécrobiotiques et de grands macrophages chargés d'hématies distingue la rate du typhus exanthématique de la rate de la dothiénentérie.

Quelle que soit la nature exacte de cette affection dont l'agent causal est encore l'objet de nombreuses discussions, que ce soit une maladie générale, à déterminations viscérales multiples, ou que ce soit une maladie primitivement locale dont les lésions capitales siègent dans la gorge et dans les voies respiratoires, il est un fait certain que très rapidement le typhus prend les allures d'une maladie infectieuse généralisée à tout l'organisme et que par suite les modifications que présente la rate dans cette affection, doivent être étudiées ici.

Tandis que, comme nous l'avons vu dans le précédent chapitre, dans la fièvre typhoïde, l'hypertrophie de la rate est constante et fait partie des symptômes fondamentaux de la maladie, dans le typhus cette hypertrophie souvent considérable, manque assez fréquemment cependant ou n'a qu'une importance secondaire.

D'après Murchison, la rate est hypertrophiée dès le cinquième jour et cette hypertrophie peut être intense comme dans le cas de Salomon, cité par Eichhorst, où l'organe pesait 700 gr.

Griesinger fait remarquer que cette tuméfaction est inconstante et varie avec les épidémies.

Constante et considérable dans l'épidémie de typhus de Prague (1848), l'hypertrophie manque dans les épidémies de Dorpat, de Toulon, d'Angleterre.

Gueneau de Mussy et Bally tirent même de ce fait que la rate est petite dans le typhus, un signe important de diagnostic entre cette affection et la fièvre typhoïde.

Jacquot dans le dictionnaire de Dechambre, article Typhus, dit que sur 59 autopsies la rate était normale 18 fois, triplée de volume et molle 1 fois, doublée de volume et ramollie 3 fois, moins augmentée 14 fois, dure avec des cloisons fibreuses 5 fois.

Dans les dernières épidémies observées, soit à l'île Tudy (Calmette et Thoinot), soit à la maison de Nanterre en 1893 (Dubief et Brühl), la rate était hypertrophiée, doublée et même triplée de volume, d'après ces derniers auteurs.

Dans un cas publié par M. Bourcy (Société médicale des hôpitaux, avril 1893), la rate pesait 615 grammes ; d'autre part, dans la même séance de la Société médicale des hôpitaux, MM. Rendu et Huchard ont cité chacun un cas où la rate était normale.

Les caractères extérieurs de la rate varient selon les observations : souvent rouge sombre et diffluente, la rate peut être dure ou de consistance normale.

Dans un assez grand nombre de cas, la rate présente des infarctus assez volumineux ; ce fait, signalé par Murchison, par Griesinger, a été récemment observé par Dubief et Brühl.

Eichhorst, outre les infarctus, signale la présence d'abcès.

Nous ne connaissons pas d'observations où l'examen histologique ait été pratiqué en dehors des observations de Dubief et Brühl, qui signalent la distension extrêmement marquée des vaisseaux de l'organe, distension allant sur certains points jusqu'à la suffusion sanguine.

Au point de vue bactériologique, Dubief et Brühl ont trouvé, soit par ponction pendant la vie, soit par ensemencement après la mort, un petit diplocoque qu'ils ont retrouvé dans le sang du doigt et surtout dans les voies respiratoires.

Curtis et Combemale ont retrouvé de même dans la rate un petit diplocoque, se groupant parfois en pseudo-staphylocoques, parfois en pseudo-streptocoques.

Nous n'avons pratiqué qu'une fois l'ensemencement de la rate, dans le cas de M. Bourcy, et nos cultures, de même que celles qui étaient pratiquées simultanément par lui, sont restées stériles.

Outre cette pièce donnée par M. Bourcy, nous avons eu, grâce à l'obligeance de MM. Dubief et Brühl, entre les mains un certain nombre de rates provenant de leur collection et nous avons pu les étudier en détail. Voici ce que nous avons observé :

CAPSULE. — Très souvent atteinte de périsplénite.

CORPUSCULES DE MALPIGHI. — Ils subissent des altérations variables mais rappelant tout à fait celles de la fièvre typhoïde. Un certain nombre de lymphocytes sont transformés en leucocytes mononucléaires à noyaux vésiculeux ; d'autres sont nécrosés, ont leur protoplasma tuméfié, et leur noyau plus ou moins fragmenté. Ces leucocytes désintégrés sont, comme dans la fièvre typhoïde, tantôt isolés, tantôt groupés en amas formant dans l'intérieur des corpuscules de véritables nodules.

ARTÉRIOLES. — Elles sont tantôt saines, tantôt atteintes d'endartérite et de mésartérite ; dans ce cas, elles ont un aspect hyalin, comme nous l'avons décrit pour la fièvre typhoïde.

PULPE SPLÉNIQUE. — Tantôt elle est très congestionnée et dans ses mailles il y a un mélange d'hématies et de leucocytes mononucléaires plus ou moins modifiés ; tantôt elle est vide de sang et présente une *hyperplasie intense*. Les cordons pulpeux intervasculaires sont quatre à cinq fois augmentés de volume. On ne voit pas leur réticulum ; les hématies y sont en petit nombre et il y a accumulation d'un nombre considérable de leucocytes, tantôt de leucocytes mononucléaires de dimensions normales, tantôt de leucocytes tuméfiés, chargés de leucocytes à noyau fragmenté ou de débris de noyau, tantôt de leucocytes à noyau non coloré.

Nous n'avons trouvé dans la pulpe ni nodules nécrobiotiques, ni inclusions d'hématies dans les macrophages, et *c'est là un caractère différentiel très important avec la fièvre typhoïde.*

Les capillaires veineux et les veines très distendues renferment les mêmes cellules tuméfiées que la pulpe.

En résumé, dans le typhus, la rate présente des altérations voisines de celles que nous avons étudiées dans la fièvre typhoïde : congestion, transformation des éléments lymphatiques jeunes en formes adultes, nécrose de ces éléments, etc. ; mais on y rencontre en général une hyperplasie de la pulpe, qui manque dans la fièvre typhoïde, mais qui est commune au typhus et à un grand nombre d'autres infections que nous étudierons dans la suite, la diphtérie, la fièvre puerpérale, etc.

§ 3. — Fièvre récurrente.

SOMMAIRE. — *Présence du spirochæte d'Obermeyer dans le sang des vaisseaux pendant les accès, et dans la rate dans l'intervalle de ceux-ci. Hypertrophie considérable de la rate* (peut-être perceptible à la palpation).

Lésions histologiques : Hypertrophie des corpuscules de Malpighi, formation d'abcès à leur intérieur.

Présence de lymphomes dans la pulpe; terminaison fréquente par *abcès*.

Infarctus, rupture de l'organe.

Analogie des lymphomes et des nodules typhiques.

On sait que cette maladie est due à la présence dans le sang, au moment des accès de fièvre, d'un vibrion ou plutôt d'un spirochæte décrit par Obermeyer et qui porte le nom de cet auteur. Dans l'intervalle des deux accès de fièvre qui, le plus souvent, constituent la maladie, ce spirochæte quitte le sang pour se réfugier dans la rate et en sortir à nouveau, lors du deuxième accès. Nous verrons dans la suite, quel rôle important on a fait jouer à la rate dans la lutte de l'organisme contre ce microbe.

La fièvre récurrente n'étant pas une maladie de nos pays, nous n'avons pu étudier la rate dans cette affection ; nous en résumerons seulement rapidement les principaux caractères, d'après les travaux de Roudnef, Ponfick, Griesinger, Metchnikoff, Soudakewitch, etc.

Cliniquement, la rate présente en général une énorme augmentation de volume ; elle est parfois cinq à six fois plus grosse que normalement; d'après Friedreich, le gonflement de l'organe précéderait le premier accès, il diminuerait considérablement après celui-ci pour reparaître de nouveau au suivant ; d'après Griesinger, la rate tantôt diminue après l'accès, tantôt reste hypertrophiée.

Cette tuméfaction intense de la rate s'accompagne souvent de douleur plus ou moins marquée dans l'hypochondre gauche. La palpation permet de sentir l'organe sous les fausses côtes et, comme l'ont signalé les médecins irlandais, on peut percevoir par l'auscultation de l'organe un souffle systolique doux, rappelant le souffle placentaire.

Cette tuméfaction peut être assez marquée pour s'accompagner de rupture de l'organe.

A l'autopsie, la rate est extrêmement hypertrophiée, la capsule fibreuse est tendue, souvent épaissie par de la périsplénite. A la coupe, la pulpe est d'un rouge vif, souvent diffluente, semée de petits points gris ou jaunâtres se laissant facilement énucléer. Ces points sont les corpuscules de Malpighi hypertrophiés.

CORPUSCULES. — Ils présentent une multiplication intense de leurs cellules qui bientôt subiraient la dégénérescence graisseuse. L'artériole centrale est remplie de leucocytes qui dégénèrent également, de sorte qu'il se forme bientôt un véritable petit abcès et une cavité centrale.

Dans la pulpe il se forme à chaque nouvel accès des amas, appelés par Roudnef lymphomes inflammatoires et considérés par Ponfick comme pathognomoniques de la fièvre récurrente. Ces amas apparaîtraient à chaque nouvel accès de la maladie, et entreraient ensuite en régression.

Ces amas sont tantôt petits, et mal limités, tantôt volumineux tranchant nettement sur la pulpe environnante ; ils sont formés de leucocytes mononucléaires très serrés et de quelques grands macrophages contenant en grand nombre le spirochœte. Ces petits foyers peuvent se nécroser ; dans certains cas (40 p. 100 autopsies d'après Griesinger), on rencontre dans le parenchyme de véritables petites collections purulentes.

Les infarctus sont fréquents. On les a attribués à l'obstruction des vaisseaux par des amas de spirochœtes pelotonnés ; ils subissent fréquemment la transformation purulente et sont l'origine de ces grands abcès qui, d'après Griesinger, peuvent occuper les deux tiers de la rate.

La rupture de l'organe n'est pas absolument rare ; elle peut être due à l'excessive tension de la capsule ou à l'ouverture dans le péritoine des abcès intraspléniques. Cette rupture se fait d'habitude sur la face de l'organe qui est contiguë à l'estomac.

Par ce court résumé, nous voyons que les caractères histologiques assignés à la rate dans la fièvre récurrente ressemblent par plus d'un point, quoique exagérés pour ainsi dire, à ceux que nous avons décrits dans la fièvre typhoïde et dans le typhus ; comme dans ces dernières affections, nous observons dans la fièvre récurrente la multiplication des cellules du corpuscule bientôt suivie de leur dégénérescence, et il est impossible de ne pas voir la plus grande analogie entre les nodules typhiques que nous avons décrits et les lymphomes de Roudnef et de Ponfick.

---

§ 4. — Fièvre jaune, ictères infectieux.

SOMMAIRE. — FIÈVRE JAUNE.
L'hypertrophie de la rate n'est pas constante.
ICTÈRES INFECTIEUX
La rate n'est pas modifiée dans l'ictère catarrhal, elle est tuméfiée dans les ictères infectieux et surtout dans les ictères à rechutes et dans l'ictère grave.

Fièvre jaune. — D'après Griesinger, la rate est souvent normale. Quelquefois elle présente une tuméfaction d'intensité moyenne, mais l'hypertrophie est rarement considérable ; la rate est souvent ramollie.

Ictères infectieux (1). — Tandis que la rate n'est pas modifiée dans l'ictère catarrhal, la rate est tuméfiée à la période pré-ictérique, dans les ictères infectieux, et la matité de l'organe peut être de 8 à 10 centim. (Chauffard).

Dans l'ictère infectieux à rechutes, la tuméfaction de la rate est très marquée. On la trouve signalée déjà dans une observation de M. Mathieu de 1886; cette hypertrophie avec la néphrite et l'ictère est un des symptômes fondamentaux du syndrome infectieux qu'on a voulu appeler, dans ces dernières années, *maladie de Weil*.

Dans l'ictère grave, la rate est généralement tuméfiée, demi-molle, friable, comme dans les maladies infectieuses aiguës ; son intumescence peut faire défaut quand il s'est produit des hémorrhagies intestinales (Chauffard).

(1) Nous n'avons point étudié l'état de la rate dans la cirrhose hypertrophique avec ictère de Hanot, bien que cette affection soit considérée de plus en plus comme d'origine infectieuse, ne voulant pas encore élargir le cadre déjà trop vaste de nos investigations.

§ 5. — Impaludisme.

SOMMAIRE. — IMPALUDISME AIGU. — *Hypertrophie de la rate dès le premier accès :* elle disparaît après l'accès, mais devient permanente si les accès se succèdent.

LÉSIONS ANATOMIQUES. — *Hypertrophie considérable, couleur noirâtre. — Congestion intense. Pigment mélanémique :* il est surtout contenu dans de grandes cellules ovoïdes (macrophages). — *Pigment ocre.*

IMPALUDISME CHRONIQUE. — *Hypertrophie de la rate :* perceptible à l'examen de la région et à la palpation.

Forme orbiculaire. — Douleurs, — Phénomènes de compression. — Souffle splénique.

LÉSIONS ANATOMIQUES. — *Volume considérable* (915 gr. en moyenne). — *Congestion intense. — Surcharge pigmentaire.*

CACHEXIE PALUSTRE. — *Hypertrophie moindre. — Rate dure. — Sclérose. — Complications :* rupture, abcès.

De toutes les infections microbiennes, l'infection due à l'*hématozoaire de Laveran* est celle qui fait sur la rate l'impression la plus profonde, au point que Piorry a pu placer dans les lésions mêmes de la rate la cause de la malaria.

Si l'on connaît mieux aujourd'hui la nature des accidents paludéens, et si on les rattache à la présence dans le sang de l'*hématozoaire*, on fait cependant jouer aux lésions de la rate un rôle considérable dans les symptômes de l'impaludisme.

Dans l'intervalle des accès, dans l'impaludisme chronique, l'hématozoaire, en effet, quitterait la circulation générale pour se réfugier dans la rate, véritable repaire où il vivrait d'une vie latente, mais d'où il pourrait à tout moment sortir et infecter à nouveau l'organisme sans que l'individu se fût exposé à de nouvelles contaminations extérieures.

L'étude de la rate palustre s'impose donc dans ce travail, et, bien que nous n'apportions aucun document nouveau, nous allons exposer les caractères cliniques et anatomo-pathologiques que présente la rate aux divers temps et dans les divers modes de l'infection palustre.

Impaludisme aigu. — ÉTUDE CLINIQUE. — Signalée depuis

Hippocrate par tous les auteurs qui ont étudié les fièvres de marais, l'hypertrophie de la rate est un symptôme à peu près constant du paludisme.

Elle apparaît dès le premier accès, et est déjà appréciable, d'après Griesinger, au début du stade de froid ; elle augmente encore dans le stade de chaleur pour diminuer au stade des sueurs. L'accès terminé, l'hypertrophie diminue encore et le plus souvent disparaît ; quelquefois, dans les accès précédés d'un appareil gastrique fébrile, on peut déjà reconnaître l'hypertrophie avant le paroxysme.

D'après Durand (de Lunel), il y aurait une congestion plus marquée de la rate le matin, congestion qui diminuerait pendant le jour pour reparaître pendant la nuit.

Lorsque les accès se succèdent, l'hypertrophie qui diminue après l'accès ne disparaît pas complètement, et l'hypertrophie chronique se constitue définitivement.

Cette hypertrophie extrêmement brusque, puisque le volume de la rate peut doubler en vingt-quatre heures, s'accompagne en général de déformation de la région, qui est bombée, mais cette déformation n'est bien appréciable que dans le paludisme chronique où la rate est facilement perceptible par le palper, et par la percussion ; dans ce cas, d'après Griesinger, il faut percuter l'organe sur un plan plus antérieur que dans la fièvre typhoïde. Dans certains cas enfin, par l'auscultation, comme nous l'avons vu, on a pu constater un souffle doux nettement synchrone aux pulsations artérielles.

Les symptômes fonctionnels sont peu marqués ; cependant, souvent, d'après Griesinger, l'hypertrophie s'accompagne de sensations douloureuses au moment du stade de froid.

Anatomie pathologique. — Si le malade succombe en plein accès pernicieux, la rate à l'autopsie présente les caractères suivants : elle est considérablement hypertrophiée, et son volume moyen est de 500 à 700 gr. Sa forme est globuleuse, ses bords arrondis ; sa consistance est variable, tantôt ferme, tantôt friable ; la capsule est tendue, amincie, se déchirant facilement ; sa couleur est d'un brun sombre souvent noir de jais, chocolat à l'eau (Maillot).

Hypertrophie et couleur noirâtre, tels sont les deux caractères fondamentaux de la rate malarique ; l'hypertrophie, nous l'avons vu, n'a rien de spécial à l'infection paludéenne : elle est due, dans ce cas comme dans les autres maladies infectieuses, à la congestion intense de l'organe ; sur les coupes, les vaisseaux, surtout les capillaires veineux, sont gorgés d'hématies, et sur certains points il y a de véritables hémorrhagies.

L'autre lésion est plus spéciale à la malaria, elle n'est cependant pas spécifique, car on la retrouve quoique atténuée dans les autres infections; elle consiste dans la présence de deux variétés de pigment, *le pigment mélanémique et le pigment ocre.*

Ce pigment mélanémique, formé par l'action du parasite sur les globules du sang, s'accumule dans le foie, la moelle des os, et surtout la rate.

Tandis que dans les autres viscères, la paroi capillaire semble opposer un obstacle infranchissable au pigment, dans la rate il est partout, dans les vaisseaux, dans les capillaires veineux et surtout dans les veines spléniques, dans les mailles de la pulpe enfin où il est contenu dans de grandes cellules arrondies ou ovoïdes, en forme de massues, contenant un ou plusieurs noyaux. Dans ces cellules où l'on voit souvent aussi incluses des hématies, on trouve des grains de pigment brun (1) ou noir, souvent au nombre d'une vingtaine ; les autres cellules, lymphocytes et cellules endothéliales, de même d'ailleurs que le système artériel, contiennent peu de pigment ou même en sont complètement dépourvues. Cette surcharge pigmentaire persiste après l'accès, car à l'autopsie d'un individu mort de maladie intercurrente dans le cours d'une fièvre paludéenne, alors que la mélanémie fait défaut, la rate reste cependant noire et chargée de pigment ; dans ce cas, on retrouve encore ces granules pigmentaires, non plus isolés, mais conglomérés en blocs plus ou moins volumineux et noirs, situés non seulement dans les mailles de la pulpe, mais encore à l'intérieur des corpuscules de Malpighi, dans les gaines fibreuses et dans le tissu réticulé des artères, c'est-à-dire dans tout le système lymphatique de l'organe.

On retrouve encore dans la rate du pigment ocre (2). Ce pigment,

(1) Ce pigment a la forme de masses polyédriques à angles émoussés plus ou moins noires, plus ou moins régulières, de volume variable ne dépassant pas 1 μ ; il ne contient pas de fer, résiste aux acides forts, se décolore par les alcalis et est dissous par le sulfure d'ammoniaque.

(2) Le pigment ocre, dérivé de l'hémoglobine, résiste aux acides forts et à la potasse.

qui est un dérivé de l'hémoglobine, se présente sous deux formes : 1° de granules brunâtres ou couleur de rouille, très fins, disséminés dans le tissu ou réunis en petits amas, libres ou bien inclus dans les cellules ; 2° de blocs arrondis ou un peu irréguliers de la grosseur d'une hématie, de couleur jaune clair, jaune d'or ou jaune brun, souvent réunis et confluents en masses volumineuses ; contrairement au pigment mélanémique, ce pigment pénètre dans les tissus, mais la rate est avec le foie, le rein et la moelle des os, un de ses sièges d'élection.

Enfin, si l'autopsie est faite quelques heures après la mort, on trouve les *éléments parasitaires* et notamment *les corps en croissant* dans les vaisseaux. Plus tard ces éléments se déforment et on les confond avec les leucocytes mélanifères.

Impaludisme chronique. — Dans le paludisme chronique, l'agent infectieux a pris possession de l'organisme en dehors même des accès ; il persiste dans la rate d'où il peut à chaque instant infecter l'organisme.

Cliniquement, l'hypertrophie de la rate est, avec l'anémie, le symptôme fondamental de la maladie ; elle peut même en être le seul, avant l'anémie et la fièvre.

La fréquence de l'hypertrophie est jugée différemment par les divers médecins, selon les régions où ils ont fait porter leurs recherches. La plupart, avec Collin (qui dit qu'en cas de récidive de fièvre intermittente, il a trouvé l'hypertrophie 491 fois sur 491), admettent que cette hypertrophie est la règle.

D'autres, comme le fait remarquer Vallin, pensent que l'hypertrophie est beaucoup plus considérable dans les fièvres intermittentes de nos pays où l'on observe de véritables gâteaux spléniques, que dans celles des pays chauds où l'hypertrophie de la rate serait bien moins accusée que la tuméfaction du foie.

Cette hypertrophie se voit à tous les âges : considérable chez l'enfant, elle serait moins développée, d'après Griesinger, chez le vieillard ; Catrin la trouve aussi fréquemment chez la femme que chez l'homme, lorsque celle-ci partage les mêmes travaux ; aucune race ne serait à l'abri de l'impaludisme et de son action sur la rate.

L'hypertrophie est souvent considérable ; la rate peut même descendre dans la fosse iliaque gauche, s'avancer jusqu'à l'ombilic et même dépasser celui-ci. Aussi dans ces cas, l'examen de la région donne-t-il de précieux renseignements cliniques : le plus souvent la simple inspection permet de constater l'hypertrophie. L'hypochondre gauche est tuméfié, les fausses côtes soulevées et si le foie est atteint la partie inférieure du thorax est comme évasée.

La percussion dénote le plus souvent une matité très étendue, mais inférieure au volume réel de la rate dont on ne peut se rendre compte que par la palpation de la région. Celle-ci, qui doit être toujours faite avec une très grande douceur (elle peut réveiller les accès ou amener la rupture de l'organe, d'après Catrin), permet d'apprécier la consistance de l'organe qui reste mou tant que la cachexie est encore éloignée, la forme orbiculaire en gâteau sur laquelle M. Rendu a insisté, le siège, la rate se dirigeant vers l'ombilic au lieu de descendre dans le flanc comme chez les leucocythémiques.

Cliniquement, les lésions de la rate se traduisent encore par des symptômes subjectifs.

La rate, sauf au moment des accès, n'est pas le plus souvent le siège des douleurs; cependant, par son volume et son poids, elle peut déterminer de la gêne, de la pesanteur ; dans d'autres cas, il y a véritable douleur, au moment de la toux, des inspirations profondes, des efforts, de la course, etc., ou bien la douleur a besoin d'être provoquée par la palpation, par la percussion, par la succussion; assez souvent même elle rend le décubitus latéral gauche impossible.

A ces phénomènes s'ajoutent parfois, si la rate est très volumineuse, des symptômes de compression des organes du voisinage, et l'on voit survenir de la dyspnée, de la toux, des palpitations, des troubles digestifs et même des troubles urinaires.

Rappelons enfin que c'est surtout dans ce cas qu'on a pu percevoir du souffle par l'auscultation de la région, et même, dans certains cas, de véritables pulsations de la rate.

A l'*autopsie*, la rate est souvent énorme, son poids peut dépasser un kilogramme et demi, et Kelsch et Kiener ont obtenu une moyenne de 914 gr. sur un grand nombre de pesées ; son grand diamètre vertical peut alors atteindre 25 centim., son diamètre transversal étant de 20 centim. dans les cas extrêmes.

Souvent rattachée au diaphragme et aux organes voisins par des adhérences, la rate présente des traces de péritonite chronique sous forme de plaques blanches, plus ou moins résistantes, siégeant surtout à la face externe et à la partie supérieure ; c'est dans ce cas aussi que l'on rencontre de petites végétations décrites par MM. Cornil et Ranvier, et qui seraient de véritables petits fibromes.

Si l'individu est mort de maladie intercurrente, la rate a l'aspect carnifié, couleur chair musculaire, elle est ferme, résistante mais n'a ni la consistance, ni la dureté des rates sclérosées; quelquefois la consistance est inégale, à côté des parties dures, il y a des parties molles, presque diffluentes. Si le sujet est mort au cours d'un accès, la rate est alors noirâtre comme dans les formes aiguës.

Au point de vue histologique, on observe une congestion intense; les veines sont dilatées au maximum, souvent même il y a de vastes nappes hémorrhagiques dans lesquelles de place en place on retrouve quelques débris de parenchyme. Dans les veines et dans les îlots conservés de la pulpe on trouve aussi de grands leucocytes, à protoplasma farci de pigment ocre, quelquefois de pigment noir.

Sur les coupes, les trabécules de la pulpe ne prennent plus le carmin, et apparaissent jaunâtres, à cause de leur surcharge de pigment mélanémique; celui-ci se trouve encore, mais à un degré moindre, dans les follicules et au niveau des endothéliums vasculaires, dont le noyau est tuméfié et souvent divisé, dans les travées fibreuses enfin.

Ce qu'il y a de particulier encore, c'est le début de lésions interstitielles qui vont en s'accentuant au fur et à mesure que la cachexie est plus proche; les parois des vaisseaux capillaires sont fréquemment épaissies, les travées conjonctives de même, surtout au niveau de leur insertion capsulaire.

Cachexie palustre. — Après une période plus ou moins longue de paludisme chronique, si les malades restent exposés à l'infection, la cachexie s'établit avec son anémie intense et ses lésions viscérales durables qui emportent rapidement le malade.

A cette période, qu'on a, avec peut-être une certaine exagération, considérée comme une période d'atrophie viscérale, la rate quoique pouvant diminuer de volume reste hypertrophiée, mais elle ne subit plus de variations de volume au cours des accès aigus.

Comme à la période précédente, elle reste sensible à la pression, mais elle est en général moins douloureuse, il n'y a guère que de la gêne, de la pesanteur dans l'hypochondre; quelquefois cependant de véritables douleurs dans les accès de toux.

Au palper, on sent facilement la rate qui est devenue dure et résistante, symptôme important, car il indique la période de cachexie. La rate n'est presque jamais diminuée de volume.

Anatomie pathologique. — Au point de vue macroscopique et histologique, ce qui domine c'est la sclérose, souvent très prononcée, sclérose qui entraîne la suppression physiologique de l'organe.

La rate est dure, résistante au doigt, comme solidifiée; sa couleur est terne, moins sombre que précédemment, quelquefois de couleur gris de fer. A la coupe, le parenchyme est résistant, criant sous le scalpel; il est d'aspect sec, exsangue, sauf sur certains points où on trouve des parties molles et diffluentes correspondant à des foyers hémorrhagiques et à des infarctus.

Cette sclérose peut se présenter sous deux formes, souvent mélangées dans le même organe : tantôt il y a sclérose des tractus qui s'enfoncent dans le parenchyme, tantôt il y a sclérose des fibres de la pulpe et quelquefois même des fibrilles du tissu lymphoïde.

A côté de cette sclérose, on trouve de place en place des taches brunes dans lesquelles les sinus sont dilatés ou bien rompus par le sang. Enclavés entre ces portions sclérosées et hyperhémiées, on retrouve de place en place quelques territoires dans lesquels on voit le réticulum normal à fibres épaissies, mais renfermant encore des cellules spléniques surtout des cellules de grande dimension; sauf dans ces parties, on retrouve peu de pigments; dans les travées ou les granulations, on voit surtout du pigment ocre, mais celui-ci est toujours en petite quantité.

Complications spléniques. — Rupture de la rate. — Ce serait, d'après Catrin, une complication assez rare; elle se voit surtout dans les formes chroniques, mais on l'a signalée cependant chez des individus qui n'avaient eu encore que quelques accès.

Par suite de l'inégalité de son enveloppe, épaissie sur certains points, amincie sur d'autres, privée d'autre part d'élasticité, sous l'influence de la poussée congestive d'un nouvel accès, la rate distendue à l'excès sur certains points peut se rompre spontanément, ou bien sous l'influence d'un effort, de la toux ; dans d'autres cas, c'est à la suite d'un traumatisme parfois insignifiant que se produit la rupture.

Catrin décrit quatre formes : foudroyante, rapide, subaiguë, latente.

1° *Foudroyante :* c'est la plus fréquente, le malade ressent une douleur extrêmement vive circonscrite ou s'étendant à l'abdomen ou à l'épigastre et peut mourir avec une rapidité extrême par syncope ; dans d'autres cas, on a le tableau des grandes hémorrhagies viscérales, avec, dans certaines formes, apparition d'une teinte ecchymotique limitée à l'abdomen et aux lombes.

2° *Forme rapide:* symptômes de péritonite ; le plus souvent, mort en 5 ou 6 jours.

3° *Forme subaiguë :* mêmes symptômes, mais atténués, mort plus lente.

4° *Forme lalente:* dans ce cas l'enveloppe céderait, les adhérences arrêteraient l'hémorrhagie, il y aurait rupture sèche.

Ces ruptures sont simples ou multiples, superficielles ou profondes ; leur lieu d'élection est la face externe et l'extrémité supérieure de l'organe.

Abcès. — Catrin les considère comme au moins aussi rares que les ruptures. Connus de toute antiquité, ils ont été bien étudiés par Mallet et Collin, par Zuber (*Revue de médecine*, 1882) et récemment dans les thèses de Grand-Moursel (1885) et de Fassina (1889).

Ils se voient le plus souvent dans les formes chroniques de l'impaludisme, mais on en a cité un cas chez un paludique aigu.

Ce sont tantôt des épanchements enkystés suppurés périspléniques (Zuber), tantôt de véritables abcès ; ils peuvent être multiples ou isolés, de volume variable, parfois considérables. Mallet a retiré trois litres de pus dans un cas ; leur siège d'élection serait l'extrémité supérieure, la face externe et le bord antérieur de la rate, c'est-à-dire les points exposés au traumatisme.

Collin a signalé les caractères de ce pus qui est souvent de *couleur chocolat*, par suite du mélange avec le sang absolument comme dans les abcès du foie.

L'examen bactériologique n'a été fait dans aucun cas.

Dans un cas de Rendu, il s'agissait d'un infarctus transformé en abcès.

La terminaison est variable, dans certains cas, grâce aux adhérences le pus vient s'ouvrir à la peau ; dans d'autres, il est évacué par les selles, mais le plus souvent il s'épanche dans le péritoine et l'ouverture est suivie de péritonite mortelle.

Les symptômes sont nuls le plus souvent ; seul l'empâtement de la région, suivi de ponction, peut permettre le diagnostic.

On a signalé aussi la possibilité de gangrène de la rate. Collin en a signalé deux cas, terminés par péritonite aiguë mortelle par suite de la rupture de la capsule ; Griesinger, enfin, a décrit des cas de dégénérescence amyloïde.

---

§ 6. — Syphilis.

SOMMAIRE. — 1° SYPHILIS SECONDAIRE. *Tuméfaction de la rate* lors de l'apparition de la roséole.
2° SYPHILIS TERTIAIRE. *Lésions localisées.* Gommes. — *Lésions diffuses.* Dégénérescence amyloïde et splénite interstitielle.
3° SYPHILIS HÉRÉDITAIRE. Fréquence de l'hypertrophie de la rate.

L'état de la rate dans cette maladie doit être étudié, à deux périodes bien distinctes :

1° *A la période secondaire*, lorsque le virus a passé du système lymphatique dans la circulation générale et que la maladie a tout à fait les allures d'une maladie infectieuse aiguë ou subaiguë, céphalée, courbature générale, fièvre, roséole.

2° *A la période tertiaire*, lorsque la maladie a pris les allures d'une maladie chronique dans laquelle le virus semble s'être localisé sur certains viscères, la rate en particulier.

Il doit enfin être étudié chez l'enfant dans les manifestations de la syphilis héréditaire :

1° *A la période secondaire.* Signalé par Lancereaux, Bianchi, Weil, l'état de la rate à cette période a été bien étudié par M. Besnier et par Quinquaud et M. Nicolle.

Besnier insiste sur les déterminations viscérales précoces de la syphilis et signale l'hypersplénie et la splénodynie intense qu'on observe dans certains cas.

D'après Quinquaud et Nicolle, pendant la période primaire la rate n'est pas appréciable, le plus souvent. Quelquefois cependant, par la percussion, on peut déjà en percevoir l'augmentation ; et celle-ci reste telle jusqu'à la période secondaire où elle subit un léger accroissement, au moment de la première éruption ou bien quelque temps auparavant.

Cette hypertrophie est constante (1) à cette période, et comme elle

(1) Eichhorst dit qu'elle est inconstante, mais que tant qu'on l'observe on doit craindre le retour des accidents.

manque dans le cas de chancre mou, elle peut servir au diagnostic de ces deux affections.

Cette tuméfaction, d'après Bianchi, se percevrait surtout en arrière de la ligne axillaire, la matité aurait une forme de poire ; elle atteindrait son maximum dans les formes graves et diminuerait par le traitement.

Les lésions histologiques de la rate n'ont pas été étudiées à cette période.

On ne sait ce que devient cette hypertrophie dans le cours de la période secondaire.

2° A la *période tertiaire*, dans la majorité des cas d'après Quinquaud et Nicolle, la rate n'est pas hypertrophiée ; cette hypertrophie se verrait cependant encore dans quelques cas de syphilis maligne.

La syphilis peut encore porter son action sur la rate à cette période pour y produire des lésions localisées ou diffuses.

a) *Lésions localisées*. La syphilis peut déterminer dans la rate la présence de *gommes* du volume d'une noix, ou bien de petits nodules gros comme une tête d'épingle; ceux-ci, d'aspect grisâtre au début, deviennent plus tard jaunâtres, secs, opaques et friables (Eichhorst); ils seraient susceptibles de résorption partielle avec production de cicatrice fibreuse, et déformation de l'organe.

Au point de vue histologique, on trouve de l'endartérite et de l'endophlébite oblitérante, de l'hyperplasie de la charpente qui est infiltrée de cellules rondes; on peut encore rencontrer de la périsplénite (Besnier), et dans certains cas, des dépressions cicatricielles comme dans le foie syphilitique (Lancereaux).

b) *Lésions diffuses; dégénérescence amyloïde et splénite interstitielle*. Dans ce cas la rate est tuméfiée, indurée ; la capsule est couverte de productions fibreuses, les travées conjonctives sont épaissies.

3° Chez l'enfant, l'hypertrophie de la rate est fréquente dans la *syphilis héréditaire*. Sevestre lui attribue une grande valeur diagnostique ; elle est à son maximum dans les premiers mois après la naissance. Signalée par Cruveilhier, Friedreich, Vidal, Lancereaux, elle serait à peu près constante, d'après Parrot, chez les hérédo-syphilitiques de moins de 1 an.

M. Fournier admet également cette hypertrophie que Barlow a trouvée 22 fois sur 38, et que Samuel Gée a observée dans un quart des cas.

M. Chauffard a décrit, sous le nom de syphilis héréditaire à forme splénomégalique, une forme dans laquelle il y a hypertrophie très marquée du foie et de la rate.

La rate hypertrophiée est douloureuse, lisse, régulière et indurée, la masse forme comme un disque épais, flottant pour ainsi dire dans la moitié gauche de l'abdomen.

Dans ces divers cas, on a signalé de la transformation fibreuse, de la dégénérescence amyloïde.

Sevestre a signalé un cas où la rate volumineuse était semée de granulations semblables à des grains de semoule.

Baginsky a signalé des altérations de la capsule et des gommes.

Chez un enfant syphilitique de quatre mois où nous avons pu examiner la rate, nous avons trouvé dans cet organe des altérations portant sur les corpuscules et sur la pulpe. Les corpuscules étaient le plus souvent atrophiés et cette transformation coïncidait avec un épaississement considérable des mailles du réticulum ; les lymphocytes contenus dans ces mailles étaient en petit nombre, et le corpuscule semblait réduit à quelques rangées de cellules.

Dans la pulpe, qui était très congestionnée, il y avait un épaississement de même nature du réticulum, et de place en place des accumulations de cellules à noyau vésiculeux, ou de cellules à noyau en voie de division directe ou indirecte.

Dans la syphilis héréditaire tardive, Fournier signale quinze observations d'hypertrophie splénique relatives à des sujets de 7 à 23 ans.

L'hypertrophie coexiste soit avec des affections du foie, soit avec des affections du rein, souvent avec les deux.

La rate peut atteindre un volume colossal, qui fait songer à l'existence d'une leucocythémie. Tissier rapporte un cas où la rate pesait 1,380 gr.

---

§ 7. — Tuberculose.

Sommaire. — Tuberculose aigue généralisée.

Hypertrophie considérable de la rate (1,000 gr. dans un de nos cas). — Si mort rapide, quelquefois *pas de granulations* visibles à l'œil nu, le plus souvent *fines granulations transparentes.* — Si mort plus tardive, présence de *tubercules.*

Les granulations se développent à l'intérieur des corpuscules de Malpighi, dont on voit le vestige à la périphérie des follicules tuberculeux.

Congestion intense de la pulpe, foyers hémorrhagiques. Lorsque les *tubercules se sont formés,* on ne voit *plus trace des corpuscules,* et la pulpe est transformée en *tissu aréolaire fibroïde.*

Tuberculose localisée. — Rate petite atrophiée ; dégénérescence amyloïde.

Chez l'enfant, même dans les formes localisées la rate est hypertrophiée.

Dans les cirrhoses tuberculeuses du foie la tuméfaction de la rate est la règle.

Histogénèse.

L'état de la rate est extrêmement variable dans les diverses modalités de l'infection tuberculeuse.

Dans la granulie où la tuberculose se comporte comme une infection aiguë généralisée, comparable à la fièvre typhoïde, ou à la septicémie puerpérale, la rate envahie comme tous les organes par le bacille de Koch est profondément modifiée.

Dans les tuberculoses localisées viscérales, ganglionnaires où cutanées, la rate ne contient pas de bacilles ou bien n'en contient qu'un très petit nombre, et par suite ne subit que des modifications indirectes et peu importantes, dues aux toxines sécrétées par le bacille de Koch ou aux microbes d'infections secondaires qui lui sont associés.

La rate peut encore enfin subir le retentissement des lésions déterminées par la tuberculose sur d'autres organes de l'économie, le foie en particulier.

Nous aurons donc un état absolument différent de l'organe, selon que nous considérerons :

1° *La rate dans la tuberculose aiguë généralisée ;*

2° *La rate dans les tuberculoses locales ;*

3° *La rate dans les cas de cirrhose tuberculeuse du foie.*

1° Rate dans la tuberculose aigue généralisée. — L'hypertrophie de la rate et la présence dans son parenchyme de granulations miliaires ; tels sont les caractères fondamentaux de la rate dans cette forme de la tuberculose.

1° *Hypertrophie.* — L'hypertrophie de la rate dans la granulie est constante ; dans les divers cas que nous avons observés chez l'adulte, elle était considérable, plus marquée même que dans la fièvre typhoïde ; le poids de la rate était de 400, 450, 650 et 1,000 gr. dans les cas que nous avons observés.

L'aspect extérieur de l'organe est variable selon le plus ou moins de durée de la maladie.

Lorsque la mort survient d'une façon précoce, la rate a tout à fait les caractères de la rate typhique, elle est tantôt ferme, avec distension de la capsule, tantôt molle et diffluente ; la surface de coupe est d'un rouge lie de vin uniforme, et quelquefois l'on ne voit point de granulations à l'œil nu.

Le plus souvent cependant on perçoit, sur la surface de section, de très fines et très nombreuses granulations transparentes.

Lorsque la mort est survenue plus tardivement, à côté des granulations transparentes on observe des tubercules à un degré de caséification plus ou moins marqué, et la rate présente alors un aspect spécial comme marbré, par suite du mélange de zones blanchâtres, d'aspect caséeux, et de zones congestionnées, rouges, lie de vin. Le volume de la rate dans ce cas peut être considérable (1,000 gr.).

Au point de vue histologique, l'aspect varie de même selon le plus ou moins de durée de la maladie.

Tout à fait au début de l'infection de la rate par le bacille de Koch, alors qu'il n'y a pas encore de granulations appréciables à l'œil nu, on voit que la lésion dominante est une congestion intense des mailles de la pulpe, qui sont dilatées au maximum, et contiennent même sur certains points de véritables foyers hémorrhagiques ; les capillaires veineux sont extrêmement distendus, et renferment, de même que les mailles de la pulpe, de grands leucocytes mononucléaires, contenant souvent dans leur protoplasma des hématies (lésion signalée déjà par Billroth) comme dans la fièvre typhoïde.

Les corpuscules semblent pour la plupart normaux ; cependant si on examine les coupes à un fort grossissement, on voit que dans la plupart des corpuscules, beaucoup de lymphocytes sont déjà transformés en cellules d'aspect *épithélioïde*, et ces cellules commencent à perdre leur contour, et leur noyau se fragmente plus ou moins. On ne voit pas encore de cellules géantes, ou celles-ci ne sont qu'ébauchées.

Sur d'autres points la lésion est plus avancée et dans l'intérieur du corpuscule, au milieu des cellules épithélioïdes mal colorées, apparaissent trois ou quatre cellules géantes, de forme arrondie ou en fer à cheval. Enfin, on peut voir les cellules épithélioïdes centrales, commencer à se désagréger, et il n'y a bientôt plus au centre du corpuscule qu'un tissu plus ou moins granuleux, entouré de cellules épithélioïdes et semées de cinq à six cellules géantes bien constituées.

Dans la partie du corpuscule restée relativement saine, au voisinage de ces follicules, on trouve de place en place des leucocytes en voie de division.

Lorsque l'infection est bien constituée, la rate est semée de granulations transparentes. Sur les coupes, la plupart des corpuscules de Malpighi semblent disparus; en réalité, ils sont devenus le siège de granulations tuberculeuses qui les rendent méconnaissables.

Ces granulations affectent toutes le même type :

1° Centre incolore grenu, où l'on ne distingue plus guère que quelques rares débris de noyaux; 2° zone moyenne ou toute texture a disparu, mais où l'on voit en plus ou moins grand nombre des cellules épithélioïdes, dont le noyau d'aspect vésiculeux plus ou moins déformé est seul distinct, tandis que les contours cellulaires ne peuvent être définis; à la périphérie de cette zone moyenne, on voit un nombre plus ou moins considérable de cellules géantes; 3° zone périphérique, formée de lymphocytes normaux, rangés en lignes circulaires, très tassés et présentant parfois des figures de division; cette dernière zone est le reste du corpuscule de Malpighi, dans lequel s'est développé le follicule tuberculeux, comme le prouve ce fait que l'on retrouve parfois dans cette zone, l'artériole corpusculaire, le follicule tuberculeux s'étant développé sur un point excentrique du corpuscule.

Dans cette forme, il n'est pas rare d'observer des follicules tuberculeux élémentaires développés sur le trajet des vaisseaux. Dans certains cas on voit la cellule géante située au centre du follicule, se continuer nettement avec un capillaire.

Les artérioles sont fréquemment le siège d'endartérite, et souvent on assiste à l'oblitération du vaisseau, par suite de la tuméfaction de l'endothélium et de l'accumulation de leucocytes dans sa cavité.

Dans la pulpe, les follicules tuberculeux nous ont paru beaucoup plus rares ; ce que nous avons surtout rencontré, c'est, soit au voisinage des artères et des travées fibreuses, soit dans les mailles même de la pulpe, une augmentation extrêmement marquée du nombre des leucocytes. Ceux-ci sont très souvent en état de division et l'on a des figures de division nucléaire comme dans la pulpe de la rate du typhus exanthématique, sans qu'on puisse rencontrer trace de cellules géantes.

Dans cette forme, le nombre des macrophages nous a paru être très diminué, et il est rare de rencontrer des hématies dans leur intérieur. La congestion est en général encore très marquée, et les capillaires dilatés forment souvent autour des corpuscules qui contiennent des follicules tuberculeux, une véritable collerette congestive.

La congestion peut aboutir à la formation de foyers hémorrhagiques soit que ceux-ci se forment dans les mailles de la pulpe, soit qu'ils envahissent les corpuscules et pénètrent même dans l'intérieur des follicules tuberculeux.

Lorsque la mort dans la tuberculose aiguë survient tardivement la rate prend un aspect bien différent, on ne voit plus trace sur les coupes de corpuscules de Malpighi, car ceux-ci dans lesquels s'étaient développées primitivement les granulations tuberculeuses, ont disparu par suite de la transformation des follicules tuberculeux en gros tubercules.

Ceux-ci sont constitués par des masses caséeuses semées de débris de noyaux, autour desquelles on retrouve quelques cellules épithélioïdes, mais très peu de cellules géantes ; parfois même, le tubercule est formé seulement d'une masse nécrosée, sans qu'on voie à sa périphérie aucune trace de processus d'envahissement.

Entre les tubercules, le tissu de la pulpe a subi des altérations très profondes. Les mailles du réticulum se sont épaissies et forment des travées d'aspect fibreux, plus ou moins rapprochées, dans lesquelles les cellules lymphatiques ont presque complètement disparu, et toute cette partie de la rate n'est plus qu'un tissu fibroïde, aréolaire, gorgé de sang, presque angiomateux.

Dans tous ces cas, soit dans l'intérieur des cellules géantes et des cellules épithélioïdes, soit dans les zones caséifiées, soit même dans les rares cellules qui restent dans le tissu aréolaire dont nous avons parlé, on trouve des bacilles de Koch, souvent en quantité considérable.

2° Dans la tuberculose localisée, et en particulier dans la forme la plus banale, dans la phtisie pulmonaire chronique. — Chez l'adulte du moins, la rate est rarement hypertrophiée, elle est le plus souvent diminuée de volume, atrophiée et indurée (Grancher et Hutinel).

Les lésions tuberculeuses y sont rares et peuvent se présenter sous deux formes : granulations miliaires et tubercules caséeux. On peut enfin, surtout dans les formes de tuberculose chronique, articulaire ou osseuse, rencontrer la *dégénérescence amyloïde* de l'organe.

Chez le jeune enfant, même dans les formes chroniques, la rate est augmentée de volume. M. Landouzy a le premier a insisté sur cette hypertrophie qu'il compare à celles qu'on rencontre dans la tuberculose expérimentale.

« Volumineuse, dans la granulie et dans la typhobacillose, la rate l'est aussi dans la tuberculose généralisée chronique, soit de la première, soit de la seconde enfance. » (Queyrat.)

Chez les enfants plus âgés où cette tuberculose chronique, même diffuse, a toujours une localisation plus spéciale sur un organe, la rate, comme chez l'adulte, n'est pas hypertrophiée.

Dans ces cas, on rencontre, soit dans la pulpe, soit dans les corpuscules, soit même dans la capsule, de nombreux tubercules.

3° Rate dans la cirrhose. — Dans la cirrhose hypertrophique graisseuse et même dans l'hépatite nodulaire (Hanot et Gilbert), la rate est augmentée de volume ; elle pesait 850 gr. dans un cas de cirrhose hypertrophique graisseuse tuberculeuse que nous avons observé.

Histogenèse du tubercule. — Nous n'en dirons que quelques mots.

D'après Billroth et Virchow, le début du tubercule se ferait dans le tissu conjonctif réticulé de la pulpe ; les cordons intervasculaires seraient épaissis et deviendraient le siège de nouveaux éléments en même temps que les noyaux des cellules endothéliales des veines proliféreraient ; le tubercule ne siégerait jamais dans le corpuscule.

D'après Baumgarten, dans la rate comme dans les autres organes, les cellules épithélioïdes proviendraient des cellules fixes du réticulum.

D'après M. Cornil, dans la rate les cellules géantes semblent souvent débuter dans les vaisseaux ; il se fait des accumulations d'une substance granuleuse ou réfringente qui se fond avec les cellules lymphatiques voisines, ou bien il y a prolifération par karyokinèse des cellules lymphatiques, qu'on trouve souvent en cet état dans les vaisseaux de la rate.

D'après Yersin, après injection intraveineuse de culture tuberculeuse dans la veine du lapin, les bacilles détermineraient dans les capillaires de la rate un petit coagulum fibrineux ; ce n'est qu'à la fin de la première semaine que l'on verrait une prolifération active des cellules de la rate, et des leucocytes libres apparaître dans les vaisseaux. Vers le milieu de la deuxième semaine, presque tous les bacilles sont contenus dans les cellules dans lesquelles ils continuent à proliférer activement. Ces leucocytes formeraient les cellules épithélioïdes, et les bacilles après avoir détruit les leucocytes redeviendraient libres de nouveau ; les phagocytes reviendraient à la charge, entoureraient la colonne de bacilles en demi-cercle, et provoqueraient la rétraction de la fibrine : la cellule géante serait ainsi constituée.

D'après Metchnikoff, le premier phénomène serait la formation des cellules épithélioïdes aux dépens des leucocytes ; la cellule géante se formerait par coalescence de plusieurs cellules épithélioïdes.

D'après Borrel, qui a repris récemment l'étude de l'histogenèse du tubercule pulmonaire, le développement de ce dernier se ferait dans le poumon au niveau des capillaires très dilatés. Dans ceux-ci, les leucocytes polynucléaires du sang qui s'étaient chargés de bacilles se sont arrêtés sur un point et, trop fragiles, ont été détruits par le bacille qui est redevenu libre ; la phagocytose terminale serait l'œuvre des leucocytes mononucléaires : ceux-ci formeraient les cellules épithélioïdes et la cellule géante serait produite par la fusion de celles-ci.

N'ayant pas étudié expérimentalement l'histogenèse du tubercule, nous nous bornerons à signaler le fait suivant : La cellule géante, comme l'a soutenu M. Cornil, nous a paru quelquefois développée dans l'intérieur des vaisseaux, non sur le trajet des grandes artérioles centrales, mais sur celui des fins capillaires du corpuscule. Dans une de nos préparations nous avons vu avec une grande netteté une cellule géante se continuer avec un de ces capillaires ; dans d'autres cas, autour de la couronne de noyaux de la cellule géante, on voit d'autres noyaux fusiformes ayant tout à fait l'aspect et la disposition des cellules endothéliales vasculaires.

---

§ 8. — **Fièvres éruptives.**

SOMMAIRE. — ROUGEOLE. — SCARLATINE. — *Hypertrophie de la rate dans les formes graves. Tuméfaction des corpuscules de Malpighi ; nécrose centrale de ceux-ci. Lésions artérielles.*

Infection secondaire de la rate par le streptocoque.

VARIOLE. — *Hypertrophie de la rate dans la variole confluente. Lésions histologiques. Tuméfaction des corpuscules de Malpighi.* Congestion de la pulpe, accumulation de leucocytes sur certains points. *Infection secondaire constante par de streptocoque.*

Variole hémorrhagique. La rate est tantôt petite et dure, tantôt hypertrophiée.

ROUGEOLE. — Nous ne dirons qu'un mot de l'état de la rate dans cette maladie ; la tuméfaction de l'organe n'a pas été signalée d'ordinaire. D'Espine et Picot, Leudet cependant notent l'hypertrophie de la rate et son ramollissement dans les formes malignes de la rougeole.

Nous avons pratiqué plusieurs fois l'autopsie d'enfants morts de rougeole, mais il s'agissait toujours dans ce cas, d'enfants morts longtemps après la poussée infectieuse du début, soit de broncho-pneumonie, soit surtout de tuberculose. Les lésions observées dans la rate ne peuvent donc être signalées ici.

SCARLATINE. — L'état de la rate dans la scarlatine n'a pas été étudié en France. Lancereaux signale seul l'hypertrophie des corpuscules dans un cas.

A l'étranger, Klein, Wagner signalent la tuméfaction de la rate dont la consistance est un peu diminuée. Klein décrit les altérations de l'organe. Les corpuscules de Malpighi sont augmentés de volume et leur centre est partiellement altéré, renfermant parfois de grosses cellules remplies de pigment jaunâtre ; les cellules sont atteintes de dégénérescence vitreuse. Les artères subissent une altération analogue, il existe une dégénérescence de leur membrane interne, avec multiplication des noyaux de la tunique musculaire.

Moore et Wagner décrivent également ces altérations des vaisseaux, et signalent la tuméfaction hyaline de la tunique interne poussée jusqu'à l'occlusion de la lumière du vaisseau, ainsi que la prolifération des noyaux de la musculeuse.

Nous avons observé plusieurs fois à l'hôpital Trousseau des enfants atteints de scarlatine à la période d'éruption et nous n'avons pas trouvé la rate augmentée de volume, mais il s'agissait de formes extrêmement bénignes.

Nous n'avons pu pratiquer l'autopsie d'enfants morts de scarlatine que dans un seul cas, encore la mort était-elle due à une complication, la néphrite scarlatineuse, et non à l'infection.

Il s'agissait d'un enfant de 8 ans, qui au vingt-unième jour de sa maladie, en pleine convalescence, fut pris de dyspnée, vomissements, diarrhée, anasarque généralisée, anurie; les urines contenaient 7 grammes par litre d'albumine.

A l'*autopsie*: Reins volumineux et blancs. Hydrothorax, ascite. Rate pesant 100 grammes, ferme, sur le fond rouge de laquelle se détachent avec une netteté parfaite les corpuscules de Malpighi.

L'examen bactériologique fut négatif.

L'examen histologique a montré une nécrose légère de certains corpuscules de Malpighi.

Rappelons enfin que dans les formes graves de la scarlatine l'infection secondaire de l'organisme par le streptocoque est la règle.

MM. Cornil et Babès, dans 26 cas, ont trouvé le streptocoque dans la rate et le rein.

Marie Raskin a trouvé le streptocoque dans le sang de la rate dans les cas terminés par la mort.

Variole. — *Examen clinique.* — Dans la variole, les classiques signalent la tuméfaction de la rate et du foie pendant la période d'invasion.

Montefusco, de Naples, prétend qu'en même temps que cette hypertrophie, on peut observer d'une façon constante une augmentation de la température locale de la région splénique. Cette augmentation serait de un degré dans la période d'invasion de la maladie ; on la constaterait encore mais non constamment dans la suite. Cette température locale suivrait les oscillations de la température générale, sans qu'il y ait cependant aucun rapport constant entre la température de la région splénique et la température axillaire.

Dans la variole hémorrhagique même, d'après ce même auteur, la rate serait volumineuse; nous verrons plus loin que dans cette forme de la variole, les divers auteurs qui ont écrit sur la question admettent les uns que la rate est volumineuse, les autres qu'elle est de volume normal.

Grâce à la bienveillance de MM. les Drs Siredey et Babinsky, nous avons pu examiner la rate dans dix cas à l'Hôpital d'Aubervilliers.

Dans sept cas, où la variole était discrète et l'état général satisfaisant, au moment de la période d'éruption nous n'avons pas trouvé la rate augmentée d'une façon appréciable.

Dans deux cas, en pleine période d'éruption, alors que la fièvre était vive et la variole confluente, la rate était très volumineuse ; dans un de ces cas la zone de matité atteignait 11 centim. de hauteur, et l'organe semblait même déborder les fausses côtes ; dans l'autre la matité splénique était perceptible depuis la huitième côte jusqu'au rebord costal.

Dans un cas de variole hémorrhagique primitive, la matité splénique était perceptible à partir du bord inférieur de la septième côte.

Nous n'avons pu malheureusement pousser plus loin ces recherches, mais il nous semble qu'on peut logiquement en déduire que la rate, peu modifiée dans les formes bénignes, subit dans les formes graves l'hypertrophie que l'on rencontre dans toutes les formes sévères des infections généralisées.

Examen anatomo-pathologique (1). — Nous devons étudier séparément la variole confluente et la variole hémorrhagique.

1° *Variole confluente.* — La rate est d'ordinaire volumineuse, ramollie, couleur lie de vin, souvent diffluente, et les corpuscules de Malpighi se voient facilement sur la coupe.

Dans les diverses autopsies que nous avons faites, nous avons toujours trouvé la rate augmentée : elle pesait 200 gr. dans un cas chez un enfant de 10 ans, 400 gr. dans un autre cas, 295 gr., 285 gr., etc.

Dans un cas, nous avons observé un infarctus volumineux.

Au point de vue histologique, d'après les divers auteurs, les corpuscules de Malpighi sont hypertrophiés, et il y a accumulation de

(1) Nos observations histologiques ont porté sur neuf rates recueillies à l'hôpital d'Aubervilliers, dans le service de notre regretté maître, M. Juhel-Renoy, et dans les services de MM. Babinsky et Siredey.

leucocytes à leur niveau ; Weigert enfin signale dans la rate, comme dans le foie, des foyers de nécrose cellulaire.

Voici, dans les six cas de variole confluente que nous avons examinés, comment se présentaient les lésions :

La capsule est tantôt normale, tantôt épaissie ; souvent il y a, à ce niveau, dans les mailles voisines, accumulation de leucocytes ; il en est de même au niveau des travées sans vaisseau.

Les corpuscules sont souvent tuméfiés, leurs cellules tassées, multipliées dans presque tous les cas. Au milieu des lymphocytes, on rencontre des leucocytes mononucléaires, mais cette transformation n'atteint jamais l'importance qu'elle présente dans la fièvre typhoïde.

Les phénomènes de nécrose sont très rares ; les noyaux de ces cellules ne sont d'ordinaire pas fragmentés, ou plutôt ces phénomènes ne se rencontrent que chez les enfants.

Les artérioles sont quelquefois atteintes d'une légère endartérite.

Dans les mailles de la pulpe, la congestion est d'ordinaire très marquée ; il y a parfois accumulation de leucocytes, soit mononucléaires, soit à noyaux lobés sur certains points ; enfin, on voit en petite quantité de grandes cellules tuméfiées, mais celles-ci ne contiennent que rarement des hématies.

Le seul point qui mérite d'attirer l'attention est la présence constante du *streptocoque* dans les mailles de la pulpe. Ces streptocoques sont souvent répandus en quantité considérable, et atteignent d'ordinaire un degré de virulence extrême ; dans la plupart des cas, un centimètre cube de culture sur bouillon inoculé dans le tissu cellulaire de l'oreille du lapin tuait celui-ci en un ou deux jours, par septicémie ; c'est là le degré de virulence maximum que nous ayons rencontré au cours de recherches faites en collaboration avec F. Widal sur les caractères et le degré de virulence des divers streptocoques de l'économie.

Variole hémorrhagique. — Dans la variole hémorrhagique, la rate est petite, dure ; sa capsule est froncée (D. Dechambre). Elle serait extraordinairement dure, d'après Ponfick, et présenterait une surface de coupe lisse et luisante comme du jambon. La pulpe est noire, les follicules tantôt rouge vif et peu nets, tantôt très nets et presque blancs.

D'après Balzer, on peut trouver la rate grosse dans la variole hémorrhagique, et ne pas rencontrer ces caractères de dureté extrême signalés par Ponfick.

C'est aussi l'opinion de Raymond (*Progrès médical*, 1882) et de Landrieux (*Union médicale*, 1881) qui ont observé des cas où la rate avait son volume normal.

Nous avons observé trois cas de variole hémorrhagique; dans les deux cas où le volume de la rate a été noté, celle-ci était ou de volume normal ou petite et ferme, mais sans modification extérieure.

Dans deux de ces cas nous avons observé des streptocoques comme dans les varioles confluentes.

Nous avons examiné les coupes dans ces trois cas, et leur aspect ne nous a pas paru différer sensiblement de celui que nous avions observé dans la variole confluente; dans un cas cependant il y avait des hémorrhagies dans la pulpe.

CHAPITRE II

Infections localisées susceptibles de généralisation microbienne.

Dans ce chapitre nous allons étudier un groupe d'affections où les bactéries sont le plus souvent absentes de la rate, et restent cantonnées dans les points où a eu lieu l'envahissement primitif de l'économie.

La pneumonie, l'érysipèle, la grippe sont parmi les plus importantes de ces affections.

Lorsque la terminaison est fatale, la mort survient soit par suite de la gravité des accidents locaux intéressant un viscère nécessaire à la vie, comme dans certains cas de pneumonie, soit qu'il y ait infection généralisée à tout l'organisme, foie, rein, cerveau, rate (1), etc.

La rate sera donc, selon les cas, respectée ou envahie par le microbe, mais, même dans le premier cas, devra être étudiée, car, à défaut du microbe, les toxines sécrétées par celui-ci sont susceptibles de se généraliser et de produire dans la rate soit des phénomènes de réaction, soit des lésions de dégénérescence cellulaire.

(1) D'après ETTLINGER (*Étude sur le passage des microbes pathogènes dans le sang*, th. Paris, 1893), la mort survient presque toujours, lorsque dans la pneumonie le pneumocoque se généralise; M. Jaccoud a cependant signalé la possibilité de guérison dans ce cas.

§ 1. — Pneumonie et affections à pneumocoque.

SOMMAIRE. — PNEUMONIE. *La rate est d'ordinaire augmentée, dans les formes à infection pneumococcique généralisée.*

LÉSIONS HISTOLOGIQUES : *Les corpuscules de Malpighi sont le siège d'une transformation très intense de leurs lymphocytes en leucocytes polynucléaires. Ceux-ci se retrouvent en excès dans les mailles de la pulpe.*

Cette transformation des lymphocytes en leucocytes polynucléaires est à rapprocher de la leucocytose polynucléaire signalée dans la pneumonie.

ÉTUDE CLINIQUE. — Dans la pneumonie, d'après Gerhardt et Queyrolo, l'augmentation de la rate peut être perçue pendant la vie; d'après Stolz, on peut reconnaître cette augmentation 45 fois sur 100; nous l'avons nous-même observée plusieurs fois dans des cas de pneumonie accompagnée d'infection généralisée.

ÉTUDE ANATOMO-PATHOLOGIQUE ET BACTÉRIOLOGIQUE. — Nous n'avons trouvé dans la littérature médicale aucun document où les altérations de la rate dans la pneumonie soient signalées : les auteurs se bornent à mentionner son hypertrophie et sa consistance qui est tantôt accrue, tantôt diminuée; c'est donc d'après nos seules observations que nous écrivons ce chapitre.

Des quatorze observations que nous avons recueillies, il résulte que la rate est hypertrophiée dans plus de la moitié des cas (9 fois sur 14). Cette hypertrophie n'est jamais aussi considérable que dans la fièvre typhoïde, et le poids de l'organe dépasse rarement 300 gr.

Cette hypertrophie est presque toujours liée à la présence du pneumocoque dans la rate. La rate est le plus souvent molle, diffluente, rouge lie de vin à la coupe.

Chez le vieillard, la rate est presque toujours petite; nous l'avons cependant trouvée hypertrophiée chez une femme de 70 ans, où elle pesait 300 gr. Trois fois sur sept cas nous avons observé le passage du pneumocoque.

Dans les infections pneumococciques septicémiques d'emblée, la rate est d'ordinaire volumineuse.

Étude histologique. — La capsule est le plus souvent normale, parfois épaissie ; quelquefois il y a un peu de périsplénite.

Les corpuscules sont le plus souvent profondément modifiés dans leur structure.

Comme dans la fièvre typhoïde, mais à un degré beaucoup plus marqué encore, la plupart des lymphocytes sont transformés, soit en leucocytes mononucléaires, soit surtout en *leucocytes à noyau multilobé*, ressemblant absolument à la variété de leucocytes qu'on rencontre dans le sang, *au leucocyte polynucléaire.* Dans un même

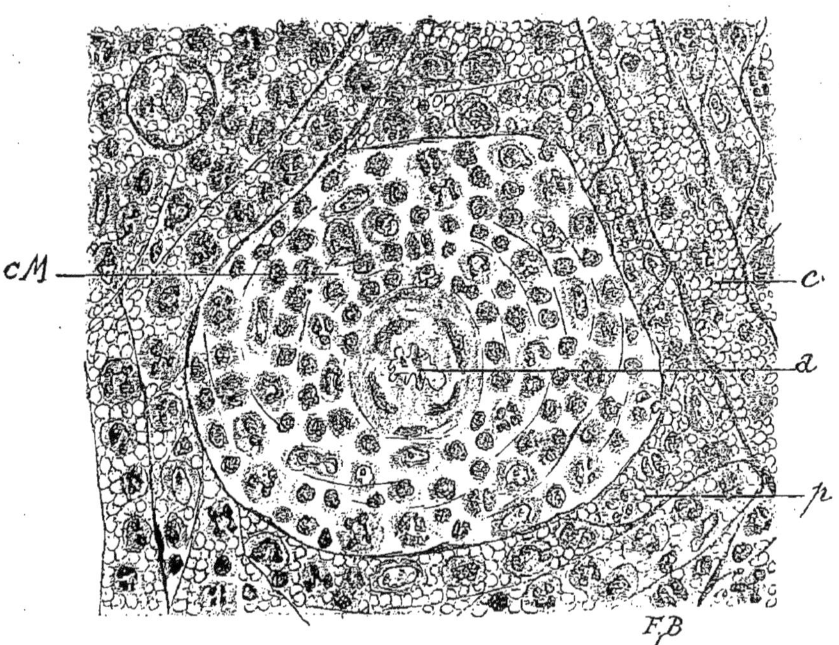

Fig. 8. — Aspect d'une coupe de rate dans la Pneumonie.

a, artériole ; *cM*, corpuscule de Malpighi ; *c*, capillaires ; *p*, pulpe splénique.

corpuscule on retrouve toutes les formes de transition entre le leucocyte mononucléaire et le leucocyte polynucléaire ; le noyau vésiculeux du leucocyte mononucléaire s'étrangle, se subdivise en donnant un aspect de rosace, dans lequel la nucléine reste à l'état liquide, ou bien celle-ci se tassant sur certains points finit par former deux, trois et quatre noyaux dans le même corps protoplasmique. Ces noyaux sont le plus souvent reliés les uns aux autres par des filaments chromatiques ; dans un certain nombre on voit très nettement des figures karyokinétiques.

Assistons-nous là à une phase d'activité cellulaire, à la transformation du lymphocyte en formes plus parfaites en leucocyte mononucléaire et polynucléaire, ou ne sommes-nous en présence que de phénomènes de dégénération du noyau, c'est ce qu'il nous faut discuter.

La première hypothèse nous paraît devoir être admise, et ceci pour plusieurs raisons : 1° le protoplasma de la cellule est peu tuméfié et se colore bien ; 2° les différents grains chromatiques qui forment l'ensemble de ce noyau multilobé sont régulièrement disposés, symétriquement par deux ou par quatre, souvent encore reliés par des filaments chromatiques ; 3° il n'y a pas de phase plus avancée de fragmentation, et l'on ne retrouve pas dans le corpuscule ces cellules, remplies de petits grains chromatiques, de poussière de noyau que nous avons décrits dans les cas de dégénération cellulaire de la fièvre typhoïde ; 4° enfin, il existe en quantité considérable dans les mailles de la pulpe splénique, des leucocytes *polynucléaires* ayant les mêmes caractères que ceux que nous venons de décrire, qui sont libres et non contenus dans les macrophages, comme le sont d'ordinaire les cellules dégénérées.

De telle sorte que nous croyons pouvoir conclure que dans un grand nombre de cas de pneumonie *les lymphocytes du corpuscule de Malpighi se transforment en leucocytes polynucléaires*, qui à la périphérie du follicule passent dans la pulpe splénique.

Cette transformation, que nous avons rencontrée dans presque tous les cas de pneumonie était à son maximum dans un cas de pneumonie avec infection sanguine par le pneumocoque, et surtout dans un cas d'infection pneumococcique généralisée. Dans ce dernier cas, dans certains corpuscules de Malpighi presque tous les lymphocytes étaient transformés en leucocytes polynucléaires de forme aussi régulière que si on les observait dans le sang.

Cette production intensive par le corpuscule de leucocytes polynucléaires, que nous avions déjà vue ébauchée dans les autres maladies infectieuses est à rapprocher de la leucocytose (polynucléaire) signalée par Hayem et Grancher, Tchistowitch, Bieganski dans le sang des pneumoniques.

La rate (1) est donc une des grandes sources de ces leucocytes polynucléaires, qui vont passer dans le sang, et de là se porter sur les points envahis par les microbes pour y accomplir leur œuvre phagocytaire.

Cette mise en œuvre de l'activité cellulaire se voit dans les cas où il y a infection locale, comme dans ceux où il y a infection générale, elle doit donc être mise sur le compte des toxines pneumoniques sécrétées par le pneumocoque au niveau du poumon ou dans les différents viscères.

Les artérioles sont en général peu modifiées. Les mailles de la pulpe sont souvent remplies d'hématies, et il y a même parfois de petites hémorrhagies ; elles renferment ainsi que les capillaires veineux, des leucocytes polynucléaires en excès, des leucocytes mononucléaires tuméfiés et de vieux leucocytes dégénérés, mais le nombre de ces derniers est toujours très restreint, et l'on ne voit pas d'ordinaire dans la pneumonie ces grands macrophages chargés de leucocytes, de granulations nucléaires ou d'hématies que nous avons trouvés dans la fièvre typhoïde d'une façon presque constante.

Les phénomènes de nécrose sont de même en général très peu prononcés.

Chez le vieillard, les réactions du corpuscule semblent manquer, fait qui s'acccorde bien avec l'atrophie de cet organite dont l'activité et l'importance va en décroissant avec l'âge.

Chez l'enfant, les altérations nous ont paru de même nature que chez l'adulte ; dans un cas cependant il existait des phénomènes de nécrose cellulaire dans le corpuscule.

Dans les cas d'infection généralisée, le pneumocoque se rencontre en plus ou moins grande abondance sur les coupes, dans les mailles de la pulpe ou dans les capillaires veineux ; jamais on ne le retrouve dans les corpuscules. Les pneumocoques ne sont qu'exceptionnellement inclus dans les leucocytes ; pas plus que dans la fièvre typhoïde on n'observe de phagocytose dans la rate.

(1) La rate est bien la source de ces leucocytes, car tandis qu'on en rencontre en assez grande quantité dans la veine porte où ils sont apportés par la veine splénique et dans les capillaires du foie, on n'en voit qu'un très petit nombre dans les autres vaisseaux, dans le rein en particulier.

§ 2 — Influenza.

SOMMAIRE. — *Rate plutôt diminuée de volume* (hémorrhagies et nécrose dans son parenchyme).

L'influenza est le plus souvent une affection locale des voies aériennes, c'est du moins l'opinion de Pfeiffer qui n'a jamais rencontré le petit bacille (agent pathogène de l'infection) que dans les sécrétions bronchiques ou pulmonaires. Ce microbe serait cependant susceptible de se généraliser et de passer dans le sang, c'est du moins l'opinion de Canon, de MM. Cornil et Chantemesse qui ont trouvé dans le sang des grippés un bacille voisin de celui de Pfeiffer.

Nous n'avons pas observé par nous-même de cas de grippe mortelle ; nous ne ferons donc que rapporter l'opinion de Kouskow qui en a étudié 40 cas

La rate est le plus souvent diminuée de volume; son aspect est caractéristique, la coupe est sale, gris violet-avec des taches rouges; la pulpe est molle et se détache facilement; les travées et les corpus cules de Malpighi sont à peine appréciables.

Il y a des hémorrhagies et des foyers nécrotiques en abondance, les vaisseaux sont souvent oblitérés.

§ 3. — Érysipèle.

SOMMAIRE. — *Rareté de l'infection générale par le streptocoque.*
Lésions histologiques. CORPUSCULES DE MALPIGHI. *Transformation d'un grand nombre de lymphocytes en leucocytes mononucléaires et en leucocytes polynucléaires.*
PULPE *congestionnée. Accumulation de leucocytes, surtout de leucocytes mononucléaires. Nécrose d'un grand nombre de cellules. Fragmentation nucléaire. Cellules à noyau gigantesque.*

L'érysipèle est le type des affections dans lesquelles le microbe, (ici le streptocoque), reste localisé au point primitivement envahi, et ne se généralise que rarement.

La présence du streptocoque dans le sang des érysipélateux est signalée par Hartmann. D'après Achalme qui a examiné dix-huit cas moyens pendant la vie, ce streptocoque ne se rencontre pas dans le sang, et s'il s'observe aux autopsies dans certains cas cela tient à une infection agonique; c'est aussi l'opinion de Talamon; d'après Achalme l'infection se fait par la voie lymphatique et le canal thoracique et non par la voie sanguine.

D'après Achalme, la rate est saine dans les cas qui ne s'accompagnent pas de septicémie sanguine; dans les cas opposés elle est un peu augmentée de volume; nous avons étudié la rate érysipélateuse dans trois cas. Dans le premier où les pièces provenaient du service de M. Roger à l'Hôtel-Dieu annexe, et où il y avait infection générale par le streptocoque, la rate était extrêmement volumineuse et diffluente; dans les deux autres cas, la rate était de volume normale et diffluente, mais il s'agissait de vieillards.

Achalme ne signale pas d'autre lésion que l'accumulation de leucocytes dans les mailles du tissu réticulé; il note la présence d'amas de streptocoques sur les coupes.

Dans les trois cas que nous avons observés, il y avait du streptocoque sur les coupes disséminé dans les mailles de la pulpe ou groupé en amas dans celles-ci.

Au point de vue histologique, voici ce que nous avons observé chez l'adulte.

Le corpuscule de Malpighi était très modifié. A côté des lymphocytes normaux, on y rencontrait un grand nombre de leucocytes mononucléaires, dont le noyau était souvent fragmenté, déchiqueté même, et quelques leucocytes polynucléaires.

Les artères étaient atteintes de lésions très prononcées : l'endartérite était intense, souvent presque oblitérante ; la tunique moyenne était transformée en une masse hyaline, et était très tuméfiée.

La pulpe avait également subi de grandes modifications : très congestionnée sur certains points, elle présentait sur d'autres des accumulations de leucocytes de formes variées, tantôt disséminés au milieu des hématies, tantôt accumulés en amas.

Ces leucocytes sont surtout des leucocytes mononucléaires ; quelques-uns sont normaux, d'autres ont subi les transformations nucléaires si variées que nous avons déjà étudiées à propos de la fièvre typhoïde. Ces altérations ne sont pas les seules ; un certain nombre de leucocytes présentent un aspect vitreux, homogène de leur protoplasma qui se colore fortement par le bleu de Kühne ; un certain nombre sont transformées en véritables cellules gigantesques ayant 40 à 50 μ, à protoplasma vitreux et à noyaux multiples.

---

§ 4. — Infection puerpérale.

SOMMAIRE. — *La rate est presque toujours volumineuse, et contient du streptocoque* (dans un seul cas nous n'avons pas trouvé de streptocoque, mais du coli bacille).

Le corpuscule de Malpighi est très modifié (transformation des lymphocytes en leucocytes mononucléaires, souvent nécrosés).

Pulpe congestionnée, leucocytes à des stades divers, en excès. Endartérite et mésartérite. Périsplénite.

Quelle que soit la forme que revêt l'infection puerpérale (1), qu'il y ait suppuration péri-utérine, infection à forme pyohémique, infection à forme diphtéritique, septicémie puerpérale pure enfin, comme l'a bien montré Widal dans sa thèse, on trouve dans tous les cas, à l'autopsie, du streptocoque à l'état de pureté dans tous les viscères, dans la rate en particulier. Dans un seul cas, sur huit observés, dans une forme lente, le streptocoque était absent des viscères à l'autopsie, de même que dans les infections expérimentales à streptocoques prolongées il n'est pas rare de ne plus trouver à l'autopsie trace de microbes dans les organes de l'animal.

Dans la plupart des observations la rate est volumineuse, diffluente; cependant Widal dans sa thèse (obs. X) signale un cas de septicémie manifeste dans lequel la rate était de volume normal.

Dans toutes les observations où nous avons isolé du streptocoque de la rate, celle-ci était volumineuse; elle pesait 250 gr., 300, 400 gr. Le streptocoque observé dans ces cas était en général virulent, donnant de l'érysipèle au lapin, ou des septicémies. Dans un cas nous n'avons pas trouvé de streptocoque, mais, dans les cultures et sur les coupes, un petit bacille qui présentait toutes les réactions du bacterium coli commune.

Les lésions de la rate dans les différentes formes de la fièvre puer-

(1) L'infection puerpérale aurait dû être décrite à côté de la fièvre typhoïde parmi les maladies générales, mais nous n'avons pas voulu séparer les diverses affections à streptocoques.

pérale n'ont pas été étudiées jusqu'ici ; c'est donc avec nos seules observations que nous rédigeons ce chapitre.

La pulpe est d'ordinaire gorgée de sang, et dans certains cas la congestion peut être assez vive pour empiéter sur les corpuscules qui paraissent échancrés.

Les corpuscules apparaissent au milieu de ces nappes d'hématies souvent hypertrophiés ; leurs cellules sont tassées et multipliées, et l'on trouve ici toute la gamme des altérations cellulaires que nous avons déjà signalées dans les précédentes maladies infectieuses : transformation des lymphocytes en leucocytes mononucléaires, tuméfaction et aspect vitreux de ceux-ci, lésions du noyau qui est multiplié et fragmenté au point qu'il y a dans certains cas de véritales foyers de nécrose cellulaire. Contrairement à ce qu'on observe dans la pneumonie, il n'y a qu'un petit nombre de leucocytes polynucléaires.

Dans d'autres cas, les corpuscules semblent au contraire diminués d'importance (leurs cellules sont cependant transformées en leucocytes mononucléaires), et il y a un épaississement très marqué du réticulum.

Dans les mailles de la pulpe, lorsque la congestion n'est pas trop intense, on peut voir qu'il y a souvent accumulation de leucocytes sur certains points, en particulier au niveau de la capsule ou le long des travées qui en partent ; les mailles sont souvent remplies de leucocytes mononucléaires.

On trouve dans ces mailles et dans les capillaires veineux toutes les variétés de leucocytes, lymphocytes, leucocytes polynucléaires, leucocytes à noyaux très divisés, mais surtout de petits et grands leucocytes à noyau vésiculeux. Ces derniers contiennent parfois des leucocytes à protoplasma réfringent et à noyau très fortement coloré, des leucocytes dégénérés, et parfois des petits grains de nucléine.

Dans presque tous les cas, dans ces mailles on trouve en abondance de gros amas de streptocoques ; ceux-ci se retrouvent également dans les capillaires ; il n'est pas rare de trouver autour de ces amas les cellules de la pulpe nécrosées.

Les artères sont parfois atteintes d'endartérite et de transformation hyaline de la tunique moyenne, la capsule est souvent épaissie, et la périsplénite n'est pas rare. Celle-ci peut avoir une importance considérable, et Widal, dans sa thèse (obs. XI), signale un cas où la rate était encapuchonnée de fausses membranes fibrineuses.

Les infarctus et les abcès sont rares, Siredey, Widal n'en signalent aucune observation, et nous n'avons trouvé qu'une seule fois un petit infarctus de la rate.

CHAPITRE III

Infections locales avec intoxication générale.

Nous comprenons, sous cette rubrique, la diphtérie, le tétanos et le choléra.

Dans ces infections, en effet, les bactéries restent au point primitivement envahi et ne passent pas dans la circulation, de telle sorte qu'on ne les rencontre jamais dans les viscères et dans la rate en particulier. Cependant, à défaut des bactéries, les toxines, sécrétées par celles ci au niveau du point envahi, diffusent dans tout l'organisme et déterminent dans les divers organes des lésions réactionnelles et surtout dégénératives, souvent très accentuées.

Dans ces diverses maladies, surtout dans les deux premières, au bacille spécifique de la maladie, comme l'ont montré les travaux de ces dernières années, s'associent souvent d'autres microbes, le *streptocoque* en particulier, qui est, comme nous le savons, susceptible de se généraliser et qu'on retrouve alors, en effet, à l'autopsie dans les différents viscères.

§ 1. — Choléra.

SOMMAIRE. — PÉRIODE ALGIDE : *atrophie de la rate.* (Cette atrophie serait due au spasme des vaisseaux).
Lésions histologiques : nécrose des parois de l'artère centrale et du corpuscule. — PÉRIODE DE RÉACTION : *Rate tuméfiée.*

Nous n'avons pu examiner par nous-même la rate d'individus morts du choléra. Nous résumerons donc ce chapitre d'après les travaux des divers auteurs qui ont étudié les caractères cliniques et anatomo-pathologiques de la rate dans cette maladie.

Cette étude doit être faite à la période algide et à la période de réaction.

A la période algide, d'après Kelsch et Vaillard, quelle qu'ait été la durée de celle-ci, la rate a été trouvée atrophiée, réduite même dans deux cas à la moitié de son poids normal (entre 180 et 100 gr.).

MM. Galliard et Lesage disent de même qu'elle est petite, ratatinée, ridée à sa surface, pâle et exsangue.

D'après Botkine, cette rétraction de la rate serait précédée d'une augmentation de volume à la période de diarrhée prémonitoire.

D'après Stiller, qui signale aussi la rétraction de la rate, ce phénomène ne doit pas être attribué à la déperdition aqueuse, car on le rencontre même dans les cas foudroyants; il serait dû surtout au spasme des artères de la rate.

A la période de réaction, la rate augmente de volume et peut être le siège d'infections secondaires.

Kelsch et Vaillard ont décrit les altérations histologiques de la rate dans quatre cas; dans deux cas, les parois de l'artère centrale de la plupart des corpuscules étaient épaissies et vitrifiées, et tantôt l'altération nécrotique restait limitée au vaisseau, tantôt elle atteignait le corpuscule; dans deux autres cas, toute la masse centrale du corpuscule, artère et tissu lymphatique, était convertie en un bloc vitreux, irrégulier, craquelé, homogène, coloré par le carmin.

D'après Ratfen, lorsque le choléra survient chez un typhique (trois cas dans la dernière épidémie de Hambourg), en même temps que la température s'abaisse brusquement, la splénomégalie disparaît.

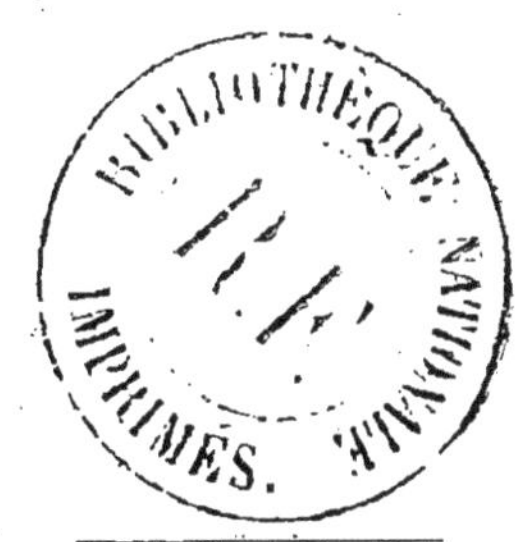

§ 2. — Diphtérie.

SOMMAIRE. *Historique. — L'hypertrophie de la rate manque le plus souvent. — Présence d'hémorrhagies sous-capsulaires.*
Lésions histologiques : Congestion peu marquée. Hémorrhagies interstitielles dans la pulpe. Corpuscules de Malpighi : Foyers de nécrobiose à leur intérieur.
Pulpe splénique : Hyperplasie intense. Leucocytes avec fragmentation bizarre du noyau.

Les altérations que présente la rate dans la diphtérie, bien étudiées à l'étranger par Bizzozero et Œrtel, ne sont signalées par aucun des auteurs français qui se sont occupés de cette maladie ; ceux-ci se bornent à noter la tuméfaction de l'organe et, comme caractère particulier, l'hypertrophie des corpuscules de Malpighi, « hypertrophie constituée par une accumulation énorme de petites cellules rondes, pressées les unes contre les autres » (Morel).

Persuadé que la rate devait subir comme le reste du système lymphatique de grandes altérations sous l'influence de la toxine diphtéritique, nous avons repris cette étude (1) en ayant soin toujours de faire précéder notre examen anatomo-pathologique de recherches bactériologiques, afin de séparer les lésions dues exclusivement à la toxine diphtéritique de celles qui peuvent relever de l'infection secondaire par le streptocoque.

Volume et caractères extérieurs de la rate. — D'après Morel, la rate est toujours volumineuse, et c'est là l'opinion de la plupart des auteurs classiques.

Cette assertion ne nous paraît pas pouvoir être admise, ainsi formulée. Cette hypertrophie, en effet, n'est rien moins que constatée.

Bizzozero dit que, sur vingt-quatre cas observés, dans quelques-uns seulement la rate était grosse et molle ; dans les autres, elle était de volume normal.

Œrtel dit qu'elle est plus ou moins augmentée selon les cas.

Roux et Yersin trouvent la rate normale ou petite dans 5 cas

(1) Nous avons pu entreprendre ces recherches grâce à la bienveillance de MM. Legendre et Richardière, chargés du service de la diphtérie à l'hôpital Trousseau, pendant la période des vacances de cette année.

sur 7 ; dans les deux autres elle était grosse, et il s'agissait de formes toxiques.

Nous avons pesé la rate dans les huit cas que nous avons observés, et bien que souvent nous fussions en présence de formes toxiques. et qu'à l'examen histologique nous constations des lésions importantes, la rate était de volume à peu près normal.

La rate d'un enfant sain pèse à peu près 30 grammes à 1 an, et augmente environ de 10 grammes chaque année, jusqu'à 8 ans.

Le poids de la rate des enfants morts de la diphtérie ne s'écarterait donc que peu du chiffre normal, comme le montre le tableau suivant :

	AGE	POIDS DE LA RATE
Enfants	2 ans	35 gr.
—	27 mois	33 —
—	3 ans	47 —
—	3 —	57 —
—	3 — 1/2	30 —
—	6 — 1/2	55 —
—	7 —	60 —
—	8 —	55 —

En tenant compte des variations extrêmes du volume de la rate, on voit que l'hypertrophie de la rate, si elle existe, est très peu marquée, en tous cas nullement comparable dans la diphtérie à l'hypertrophie que nous avons rencontrée jusqu'ici dans les diverses maladies infectieuses que nous avons étudiées.

Les caractères extérieurs de la rate sont très variables; dans le plus grand nombre de nos observations, la rate était plutôt un peu molle, parfois même diffluente, la section était de couleur rouge foncé, ou bien grisâtre, les corpuscules étaient ou n'étaient pas perceptibles.

Le seul caractère vraiment spécial nous a paru être la présence d'ecchymoses sous-capsulaires, extrêmement nombreuses, que nous avons rencontrées dans deux cas, et qu'Œrtel signale aussi comme fréquentes.

Examen histologique. — A un faible grossissement, on voit que la congestion est en général peu marquée, et surtout qu'il y a extrêmement peu d'hématies dans les mailles de la pulpe ; sur certains points, par contre, dans l'intérieur du parenchyme et même dans le corpuscule de Malpighi (Œrtel), mais surtout sous la capsule, on voit de petites hémorrhagies interstitielles ; ces dernières s'étendent en nappe sous la capsule, et s'enfoncent en coin dans les parties superficielles de la pulpe.

Sur les coupes, les corpuscules de Malpighi, qui sont souvent hypertrophiés et dans lesquels les cellules sont extrêmement tassées, semblent plus saillants que normalement ; ils n'ont pas, le plus souvent, un aspect homogène, et soit à leur périphérie, soit à leur intérieur, plus ou moins près de l'artériole centrale, ils présentent des petits foyers qui paraissent plus pâles sur les coupes colorées ; ces petits foyers correspondent, comme nous le verrons dans la suite, à des amas plus ou moins importants de cellules dégénérées.

La pulpe présente un caractère tout particulier, par suite de sa pauvreté en hématies et de sa richesse en globules blancs ; ses cordons intervasculaires sont très épaissis, remplis de cellules blanches d'aspect varié, ne présentant que rarement des foyers nécrotiques comparables à ceux du corpuscule.

Nous allons reprendre avec plus de précision l'étude de chacun des éléments de la rate, en comparant la description donnée par Œrtel avec celle qui résulte des examens que nous avons pratiqués.

Corpuscules de Malpighi. — D'après Œrtel, ceux-ci se présenteraient sous deux aspects : tantôt, et cette forme se verrait surtout chez les jeunes enfants, leurs cellules sont transformées en cellules épithélioïdes, à protoplasma homogène ou finement granuleux et à noyau ovoïde plus ou moins central, souvent non coloré ; tantôt ces cellules sont envahies par des cellules rondes : leucocytes de Œrtel (1), qui s'accumulent en plus ou moins grand nombre et souvent sont disposées en traînées rayonnant de la périphérie au centre ; cette forme se verrait surtout chez les enfants plus âgés et chez les adultes.

Dans les deux variétés d'aspect du follicule, les phénomènes de nécrobiose sont fréquents ; dans la première variété, on voit des petits foyers de désintégration cellulaire plus ou moins marquée, le

(1) Œrtel, qui est d'ordinaire très précis, est ici assez obscur ; il signale la pénétration du corpuscule de Malpighi par des cellules rondes, et considère celle-ci comme pathologique ; il suffit de se rappeler la structure normale des corpuscules pour savoir qu'ils sont exclusivement formés de lymphocytes, c'est-à-dire de cellules arrondies ayant tous les caractères des cellules embryonnaires.

noyau s'étire, s'étrangle, se transforme en petites granulations ; dans la deuxième, on voit plutôt des petites plaques homogènes nécrobiotiques dans l'intérieur du corpuscule.

Voici, d'autre part, ce que nous avons observé :

Les corpuscules se distinguent facilement de la pulpe par la netteté de leur contour ; tantôt ils semblent ne contenir que des lymphocytes normaux, mais ceux-ci sont multipliés, tassés, et l'on ne voit pas le

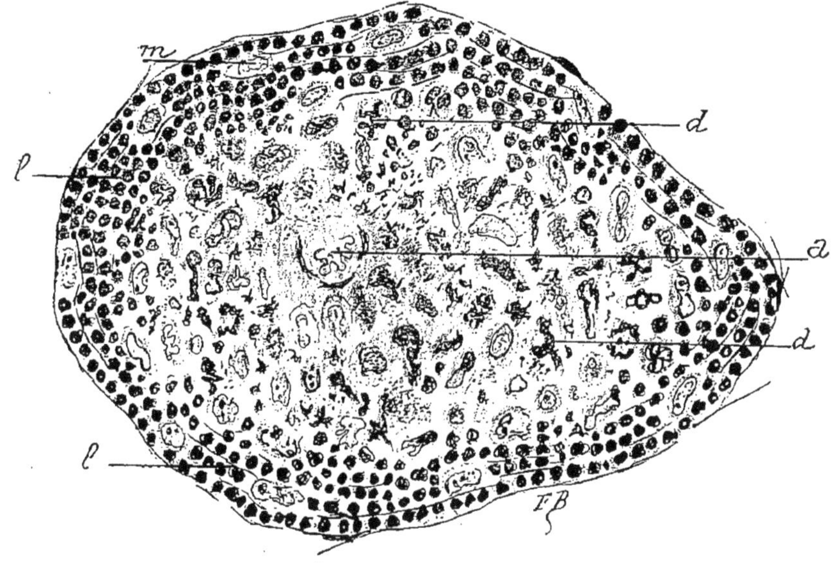

FIG. 9. — Corpuscule de Malpighi dans la diphtérie. Foyer de nécrobiose. *a*, artériole ; *l*, partie saine du corpuscule ; *m*, leucocytes mononucléaires ; *d*, leucocytes dégénérés.

réticulum sous-jacent ; tantôt ils contiennent des lymphocytes transformés ; ceux-ci sont, en plus ou moins grand nombre, passés au stade de leucocytes mononucléaires (leucocytes que Œrtel appelle cellules épithélioïdes), et l'on voit tous les degrés de transition entre le lymphocyte à protoplasma à peine visible et à noyau riche en chromatine solide, et le leucocyte mononucléaire à protoplasma abondant et à noyau vésiculeux, à chromatine liquide ne présentant que quelques grains colorés.

Un certain nombre de corpuscules présentent des foyers de désintégration.

Dans ces foyers, on ne rencontre plus que quelques leucocytes mononucléaires normaux, ou simplement tuméfiés ; la plupart sont en état de désintégration plus ou moins avancée.

Voici comment s'accomplit cette altération : le noyau du leucocyte mononucléaire se plisse, se déforme, s'étire, la chromatine liquide se fixe en grains sur certains points, puis le contour disparaît et l'on ne voit plus que des masses nucléaires informes qui se fragmentent en grains plus ou moins petits ; en même temps, le protoplasma de la cellule perd tout contour défini, et se fusionne avec celui des cellules voisines ; il n'y a là qu'un phénomène de dégénération pure.

Ces désintégrations cellulaires occupent une partie plus ou moins considérable du corpuscule ; tantôt elles forment de petits foyers séparés, tantôt des masses continues, cependant elles sont rarement totales, et, presque toujours, on trouve à la périphérie du corpuscule quelques rangées saines de lymphocytes semés de leucocytes mononucléaires normaux ou tuméfiés (voir fig. IX).

La désintégration pure et simple du leucocyte n'est pas le seul phénomène observé; sur certains points, on assiste à une transformation différente ; avant de se désintégrer, le noyau a proliféré, et l'on voit des figures extrêmement variées, formées de cinq à six gros grains de chromatine solide reliés par des petits filaments ; le protoplasma de la cellule, dans ce cas, est comme vitrifié ou réfringent, ou bien ne se colore plus.

Dans un cas enfin, dans le corpuscule, surtout à la périphérie, il existait un grand nombre de points où les lymphocytes avaient disparu et où l'on trouvait à leur place de grandes cellules de 20 à 30 μ , cellules ovoïdes dont le protoplasma était masqué par de grosses granulations de nucléine arrondies, souvent au nombre de sept à huit pour une seule cellule ; ces cellules, décrites déjà par Bizzozero, ont été aussi retrouvées par Œrtel et semblent être des macrophages.

Les artérioles du corpuscule sont souvent intéressées : de même qu'Œrtel nous avons rencontré de l'endartérite et surtout de la transformation hyaline de la tunique moyenne qui est extrêmement épaissie ; l'endartérite est parfois intense, mais elle manque souvent, même dans les cas où il y a nécrobiose des corpuscules, de telle sorte qu'on ne peut rattacher cette dernière à des troubles circulatoires.

Pulpe splénique. — D'après Œrtel, les phénomènes congestifs sont assez marqués ; outre les hémorrhagies, il existe de la congestion autour du corpuscule, congestion qui peut envahir celui-ci par sa périphérie; il existe aussi des phénomènes de formation de pigment sanguin.

Œrtel signale enfin l'hyperplasie des éléments lymphatiques de la pulpe, et leur accumulation parfois extraordinaire sur certains points, en particulier autour des corpuscules ; il admet que cette hyperplasie n'est pas seulement due, comme le veut Bruhl, à une végétation particulière des noyaux du tissu conjonctif, mais à une multiplication des cellules propres de la rate, multiplication telle que le réticulum est caché.

Il étudie avec beaucoup de soin les altérations du noyau de ces cellules, et comprend les images observées beaucoup plutôt comme des images de division directe ou indirecte que comme des images de désintégration nucléaire.

Le processus de division du noyau serait de deux ordres :

1° Dans le premier cas, la division se fait sans accroissement de la chromatine qui se porte à la périphérie du noyau, contre la paroi, puis se distribue en petites granulations reliées entre elles par des filaments. Le noyau s'étrangle plus ou moins, s'étire jusqu'à ce que les fragments se séparent, le protoplasma lui-même présente des étranglements plus ou moins profonds, des incisures correspondant à la division du noyau; la cellule enfin se divise. Dans quelques cas beaucoup plus rares, le noyau se divise en trois ou quatre fragments plus ou moins colorés ;

2° Dans le deuxième cas, la division se fait avec augmentation de la chromatine, comme dans le cas de division indirecte, et l'on a alors des images extrêmement variées : dans tous les cas, la chromatine se retire de la paroi nucléaire et se condense en amas plus ou moins considérables, la membrane nucléaire se résorbe, et les noyaux prennent des formes de bouteille, de bâtonnet, de rosette, de coloration intense.

Les phénomènes de désintégration, par contre, sont rares dans la pulpe. Nous avons observé comme Œrtel cette multiplication intense des cellules dans la pulpe de la rate; il nous a semblé qu'elle était produite par une accumulation avec néoformation sur place de leucocytes, leucocytes à protoplasma plus ou moins abondant dont le noyau présente tous les caractères, depuis le noyau arrondi ou allongé jusqu'aux formes de division les plus bizarres, souvent d'une grande élégance, et dont la figure ci-contre rend mieux compte que toutes les descriptions.

Quant aux phénomènes de désintégration, ils nous ont paru relativement peu accentués, et nous n'avons jamais trouvé de foyers nécrotiques.

Les capillaires veineux nous ont presque toujours semblé dépourvus de ces grands macrophages qu'on rencontre si souvent dans les autres maladies infectieuses.

Toutes les lésions que nous venons de décrire nous paraissent devoir être attribuées à la toxine diphtéritique ; elles ne peuvent pas être mises sur le compte de l'infection secondaire par le streptocoque,

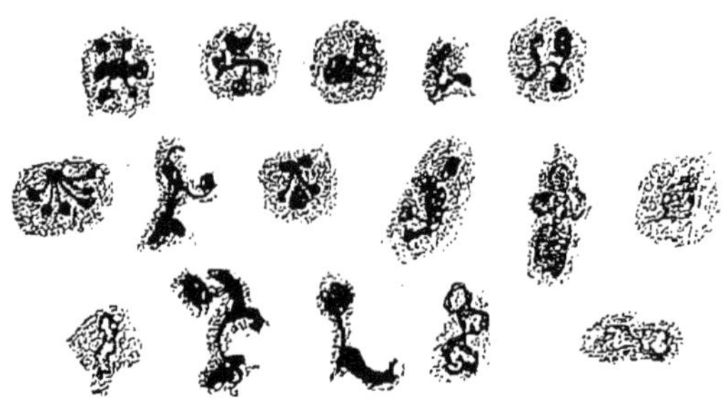

FIG. 10. — Leucocytes de la pulpe dans la diphtérie ; déformation du noyau.

comme Morel l'admet pour les ganglions ; ces lésions existaient dans tous les cas que nous avons étudiés, tandis que l'infection secondaire de la rate par le streptocoque n'a été observée par nous que trois fois.

Ces lésions dégénératives si intéressantes n'ont cependant rien de spécifique : il n'y a là que l'exagération des phénomènes que nous avons déjà rencontrés dans la fièvre typhoïde et dans les infections à streptocoques ; quant à cette hyperplasie de la pulpe, elle est à rapprocher de celle que nous avons signalée dans le typhus, dans l'érysipèle et la fièvre puerpérale.

Nous ne dirons qu'un mot des lésions de la rate dans le *tétanos ;* nous n'avons trouvé aucun renseignement dans les divers auteurs classiques, et nous n'avons nous-même observé qu'un seul cas.

La rate, qui pesait 200 gr., était d'aspect normal ; l'examen histologique ne nous a d'ailleurs fait voir aucune lésion appréciable.

Dans ce cas, l'ensemencement de l'organe avait permis de déceler du streptocoque, streptocoque qui avait été l'agent d'association du bacille de Nikolaïer, et que nous avions retrouvé au niveau de la plaie par laquelle s'était faite l'infection.

TROISIÈME PARTIE

Infections expérimentales.

CHAPITRE PREMIER

Septicémies.

SOMMAIRE. — 1° INFECTION CHARBONNEUSE (lapin ou souris).— Feutrage de bactéridies dans la pulpe, pas de phagocytose. — Congestion intense. — Cellules gigantesques.

Corpuscules. — Transformation des lymphocytes en leucocytes mononucléaires foyers nécrotiques.

2° INFECTION PAR LE BACILLE D'EBERTH (cobaye).

3° INFECTION PAR LE PNEUMOCOQUE :

Chez la souris : Hypertrophie de la rate. — Mailles gorgées de sang, remplies de pneumocoques. — Cellules gigantesques, macrophages chargés de débris nucléaires et de pigment.

Chez le lapin : Hypertrophie de la rate. — Congestion intense de la pulpe. — Hémorrhagies même dans l'intérieur des corpuscules. — Leucocytose polynucléaire dans la pulpe et dans le corpuscule de Malpighi ; dans ce dernier, surtout fragmentation nécrotique du noyau.

4° INFECTION PAR LE PNEUMO-BACILLE DE FRIEDLÆNDER.

5° INFECTION PAR LE STREPTOCOQUE (souris, lapin). — Chez le lapin, dans le cas d'infection rapide, la rate est extrêmement volumineuse. — Streptocoques dans la pulpe. — Pas de phagocytose. — *Corpuscules :* Lymphocytes transformés en leucocytes mononucléaires. Dans la pulpe, macrophages, gonflement des endothéliums.

Dans les cas d'infection plus lente : rate de volume à peu près normal, présence de quantité considérable de pigment sanguin dans les grands macrophages de la pulpe.

Avant de résumer dans chapitre un d'ensemble les caractères généraux que présente la rate dans les maladies infectieuses, il est nécessaire de comparer les altérations que nous venons de décrire dans les chapitres précédents avec celles que produisent chez les divers animaux les infections expérimentales correspondantes ; nous n'étudierons que les plus importantes de celles-ci.

1° **Infection charbonneuse.** — Lorsqu'on inocule des bactéridies à un animal sensible, souris, lapin, cobaye, après une période de lutte entre la bactéridie et les phagocytes, au point d'inoculation, la bactéridie pénètre dans le système circulatoire et envahit tous les organes, de sorte qu'à l'autopsie les viscères sont transformés en véritables milieux de pullulation bactérienne.

La rate en particulier est tuméfiée, diffluente, et sur les coupes histologiques on voit que si les corpuscules de Malpighi contiennent très peu de bactéridies, les mailles de la pulpe par contre sont couvertes par un véritable feutrage de bactéridies enlacées : celles-ci sont libres pour la plupart, et il est même rare d'en rencontrer dans l'intérieur des phagocytes.

Les altérations histologiques de la rate ont été signalées par divers auteurs : Martinotti et Barbacci (1890) ont signalé des lésions régressives des cellules du corpuscule, Hess de même a signalé l'augmentation du nombre des grandes cellules de la pulpe par fragmentation directe, rarement par karyokinèse, et des phénomènes de dégénération cellulaire.

Voici ce que nous avons observé sur les coupes de rate des souris charbonneuses.

La pulpe est congestionnée, et dans ses mailles, autour des foyers bactériens, on rencontre de nombreux leucocytes mono et polynucléaires, ne contenant jamais de bactéridies ; outre ces leucocytes, on observe des cellules véritablement *gigantesques*, ayant dix fois environ le volume d'un leucocyte mononucléaire, et renfermant au milieu d'un protoplasma abondant un noyau très volumineux, plus ou moins riche en chromatine, à contours festonnés, véritable cellule à noyau bourgeonnant comparable à celles que l'on voit dans la moelle des os.

Le corpuscule a subi également de profondes modifications, la plupart de ses lymphocytes sont transformés en leucocytes mononucléaires normaux ou plus ou moins désintégrés ; et l'on voit sur certains points de véritables petits foyers nécrotiques, dans lesquels on distingue souvent de grands macrophages chargés de gros grains de chromatine solide.

Ces corpuscules sont souvent échancrés par la congestion périphérique, et l'on voit parfois des hémorrhagies à leur intérieur.

2° **Infection par le bacille d'Eberth.** — Cette infection qui est loin, il est bon de le rappeler, de présenter chez le cobaye les caractères de la fièvre typhoïde humaine, s'accompagne de tuméfaction souvent considérable de la rate qui est gorgée de sang noirâtre, et renferme toujours, souvent même en quantité considérable, le bacille d'Eberth.

Les caractères histologiques de la rate dans cette infection n'ont pas été étudiés ; dans les quelques cas que nous avons observés, les corpuscules nous ont paru présenter des phénomènes de multiplication et de tuméfaction cellulaire, et il y avait multiplication de même nature dans les mailles de la pulpe, mais de nouveaux examens sont nécessaires.

3° **Infection par le pneumocoque.** — L'inoculation du pneumocoque à la souris s'accompagne rapidement d'une septicémie dont la lésion la plus remarquable est l'*hypertrophie de la rate.*

Dans ce cas, sur les coupes histologiques, on voit que les mailles de la pulpe gorgées de sang sont remplies de pneumocoques ; ceux-ci se présentent souvent en amas plus ou moins ovoïdes qui semblent développés dans l'intérieur des cellules de la pulpe ; ces pneumocoques sont d'ailleurs parfaitement colorables, et semblent avoir proliféré dans l'intérieur des phagocytes qui les avaient primitivement absorbés.

Dans les mailles de la pulpe, on rencontre en excès des leucocytes mononucléaires, mais très peu de leucocytes polynucléaires ; enfin, de place en place, on retrouve ces cellules *gigantesques* que nous avons signalées dans la rate charbonneuse, et de grands macrophages chargés de leucocytes, de débris nucléaires et de pigment sanguin.

Les corpuscules sont modifiés, beaucoup de leurs lymphocytes sont transformés en leucocytes mononucléaires, et l'on trouve de place en place de grands macrophages chargés de grosses granulations nucléaires, et parfois de pigment sanguin.

Les corpuscules ne renferment jamais de pneumocoques.

Chez le lapin, l'inoculation du pneumocoque dans les veines amène rapidement la mort de l'animal, et là encore l'hypertrophie de la rate qui est quatre à cinq fois plus grosse que normalement, est un des symptômes principaux de l'infection.

Là encore, comme chez la souris, on rencontre dans la pulpe congestionnée des diplocoques en quantité considérable, mais la lésion la plus intéressante nous a semblé la leucocytose polynucléaire que l'on trouvait dans les mailles de la pulpe et dans les capillaires veineux, comparable à celle que nous avons signalée dans la rate des pneumoniques.

Dans les corpuscules on peut rencontrer des hémorrhagies extrêmement intenses. Les lymphocytes sont transformés en cellules à prolifération active ayant l'aspect de leucocytes polynucléaires, mais surtout en cellules dont le noyau a subi une fragmentation ressemblant à celle que nous avons décrite dans les foyers nécrobiotiques de la fièvre typhoïde et de la diphtérie.

4° **Infection par le pneumo-bacille de Friedlænder.** — Dans ce cas, l'inoculation de cultures sous la peau de la souris détermine comme avec le pneumocoque une septicémie ; la rate est hypertrophiée, et l'on trouve dans ses mailles en quantité considérable des bactéries ; celles-ci, dans un cas que nous avons observé, étaient toutes contenues dans les grandes cellules de la pulpe, dans lesquelles elles avaient pullulé ; il y avait eu phagocytose, mais la bactérie l'avait emporté sur la cellule dont le protoplasma était devenu un véritable centre de développement ; les autres altérations ne différaient guère de celles observées chez la souris pneumonique.

5° **Infection par le streptocoque.** — L'inoculation de streptocoque virulent dans le tissu cellulaire de la souris s'accompagne chez cet animal de septicémie, et l'on retrouve le streptocoque dans la rate.

Chez le lapin, après inoculation sous-cutanée dans le tissu cellulaire de l'oreille, il n'est pas rare, lorsque le streptocoque est très virulent, de voir survenir une septicémie qui tue l'animal en vingt-quatre ou quarante-huit heures ; mais cette septicémie s'obtient plus sûrement encore lorsque l'inoculation est faite dans les veines. Dans ce cas la rate est d'ordinaire très volumineuse, et l'on rencontre du streptocoque sur les coupes et dans les cultures faites avec la pulpe de l'organe.

L'inoculation de streptocoque d'une virulence moindre dans le tissu cellulaire de l'oreille du lapin s'accompagne ordinairement d'érysipèle, et dans ce cas, si l'animal meurt, il n'est pas rare de voir passer le streptocoque dans les viscères ; la rate dans ce cas est encore augmentée de volume.

Au cours de nos recherches entreprises avec F. Widal sur les caractères morphologiques et biologiques du streptocoque, nous avons pu examiner la rate d'un grand nombre de lapins ayant succombé plus ou moins longtemps après l'inoculation ; les altérations que nous avons observées méritent d'être rapportées.

Lorsque la mort survient rapidement, en vingt-quatre ou quarante-huit heures, la rate, très volumineuse, contient en très grand nombre des amas de streptocoques situés dans la pulpe, et jamais dans les corpuscules ; ces streptocoques sont très rarement contenus dans les phagocytes.

Le corpuscule subit des modifications importantes : un grand nombre de lymphocytes sont transformés en leucocytes mononucléaires et il est facile de voir toutes les transitions entre ces deux variétés de leucocytes ; dans un certain nombre de lymphocytes, le noyau est au stade de pelotonnement karyokinétique, ou bien a déjà subi la division.

Les mailles de la pulpe et les capillaires veineux sont remplis de leucocytes, lymphocytes, leucocytes mononucléaires, grands macrophages vides ou chargés de leucocytes et présentant souvent une vacuole digestive au voisinage du leucocyte englobé, cellules à contours mal délimités, etc., etc.

Les endothéliums vasculaires sont tuméfiés et font saillie dans la lumière ; sur certains points où les leucocytes sont accumulés, il y a une véritable thrombose.

Enfin, on rencontre en assez grande quantité, soit libre, soit inclus dans les macrophages, du pigment sanguin.

Lorsque la mort survient plus tardivement, la rate reprend son volume à peu près normal, même dans les cas où l'on trouve encore du streptocoque dans la pulpe ; les corpuscules de Malpighi sont peu modifiés, quelquefois un peu atrophiés ; les mailles sont remplies de grands macrophages souvent remplis de débris nucléaires et surtout de pigment sanguin.

Cette destruction pigmentaire mérite d'attirer notre attention, car il est presque de règle de rencontrer, dans les mailles de la pulpe ou dans les capillaires veineux, souvent en quantité considérable, de grands macrophages à noyau vésiculeux dont le protoplasma renferme soit des hématies ayant conservé leur forme mais non leurs

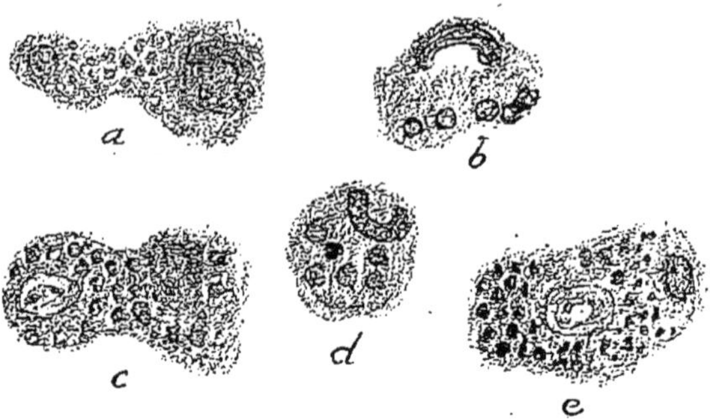

FIG. 11. — Macrophages de la pulpe remplis de hématies (*b*), de pigment (*a*), de débris nucléaires (*c d*), de pigment et de débris de noyaux (*e*).

réactions histochimiques, soit surtout du pigment sanguin. Ce pigment, qui apparaît jaune d'or sur les coupes non colorées, devient d'un brun verdâtre sur les coupes traitées par le bleu de méthylène; il bourre parfois littéralement les cellules où l'on ne distingue plus que le noyau.

Il n'est pas rare de trouver enfin dans les mailles de la pulpe, du pigment en liberté. Cette accumulation de pigment atteint parfois un degré considérable, comparable seulement à ce qu'on observe dans les rates de paludéens.

CHAPITRE II

Infections expérimentales, localisées, avec intoxication générale.

SOMMAIRE. — 1° *Diphtérie expérimentale.*
2° *Tétanos expérimental.*
3° *Choléra expérimental.*
Présence, dans les mailles, de la pulpe de grands macrophages chargés de pigment.

A côté de ces infections où les microbes se généralisent à tout l'organisme, il en est d'autres où, comme chez l'homme, les bactéries restent localisées au point d'inoculation, et où la toxine seule se généralise, exemples : diphtérie, tétanos et choléra expérimental.

1° **Diphtérie expérimentale.** — Dans la diphtérie on ne trouve pas à l'autopsie, même après inoculation veineuse, de bacille dans la rate. Ce n'est que dans les cinq ou six heures qui suivent l'inoculation (en mettant la rate à l'étuve dans un tube stérilisé), qu'on retrouve quelques bacilles (Roux et Yersin).

Les caractères histologiques de cet organe n'ont pas été étudiés.

2° **Tétanos expérimental.** — Dans le tétanos expérimental après inoculation sous-cutanée, de même que dans le tétanos spontané humain, les viscères et la rate en particulier ne renferment jamais le bacille de Nicolaïer (Vaillard) ; il n'y a que dans les cas où ce bacille a été inoculé à très fortes doses dans les veines ou dans le péritoine, qu'on le rencontre dans les viscères et dans la rate, à l'autopsie (Vaillard).

3° **Choléra expérimental.** — Dans le choléra, d'après Cantacuzène, quand chez les cobayes la mort suit de près l'injection des vibrions dans la cavité péritonéale, le sang reste stérile, et ce n'est que lorsque l'animal résiste un temps plus long, que le sang donne quelques colonies, mais toujours en petite quantité.

Ce même auteur a étudié les coupes d'une rate de cobaye mort de cachexie cholérique, et y a observé une abondante destruction des globules rouges tout à fait comparable à celle que nous avons signalée dans les infections lentes dues au streptocoque.

C'est, ici encore, dans les leucocytes mononucléaires géants à très gros noyau vésiculeux que se fait cette inclusion.

Tantôt les hématies sont englobées, mais non encore dégénérées, tantôt elles sont aux divers stades que nous avons décrits.

Cette destruction des hématies ne se fait jamais dans l'intérieur du corpuscule.

CHAPITRE III

Infections expérimentales subaiguës ou chroniques.

SOMMAIRE. — 1° *Tuberculose humaine et aviaire.* — 2° *Morve.*

1° **Tuberculose**. — La rate présente de très importantes modifi-tions dans la tuberculose expérimentale, mais son aspect et ses lésions varient selon le mode d'inoculation, la quantité et l'espèce de bacilles inoculés, enfin selon l'animal en expérience.

A. TUBERCULOSE HUMAINE. — A la suite de l'inoculation sous-cutanée du bacille de Koch, chez le lapin ou le cobaye, il se fait une généralisation de l'infection à la rate qui devient grosse et farcie de granulations tuberculeuses. Lorsque l'inoculation est faite sous le péritoine, elle peut chez le lapin ne déterminer que peu de modifications ; chez le cobaye, elle s'accompagne de tuméfaction parfois intense de la rate, et récemment encore nous avons observé un cas où la rate du cobaye pesait 41 grammes. Cette tuméfaction est due en partie à la congestion qui est considérable, et à la présence de tubercules caséifiés. A la suite d'inoculation intra-veineuse, si la mort est rapide, la rate ne présente pas de tubercules apparents ; si elle est plus lente, la rate, chez le cobaye en particulier, est tuméfiée, jaune, bosselée, remplie de granulations.

B. — TUBERCULOSE AVIAIRE. — Chez le lapin et le cobaye, après inoculation du bacille aviaire sous la peau et dans le péritoine, tantôt il n'y a pas de lésions appréciables, tantôt la rate est grosse, rouge et non jaunâtre comme dans la tuberculose humaine. On ne voit pas de tubercules apparents.

Après inoculation dans les veines (type Yercin), la rate est énorme, rouge; il n'y a pas de tubercules apparents mais des bacilles en très grande quantité.

Chez les gallinacées, à la suite d'injection intra-veineuse la rate est énorme : elle dépasse dix fois et plus le volume normal ; il n'y a pas de tubercules, mais des myriades de bacilles (Nocard et Roux).

2° **Morve.** — Nous empruntons cette description à l'excellente thèse de Leredde sur la morve.

A l'autopsie d'un animal mort de la morve, on voit que la rate est de volume variable ; elle est tantôt normale, le plus souvent tuméfiée ; à sa surface et sur les coupes on voit des granulations arrondies blanchâtres.

Ces granulations, disséminées dans la pulpe, dans l'intervalle des corpuscules, le plus souvent au niveau des artères, sont constituées par des amas de leucocytes qui ne tardent pas à se nécroser. Dans un cas que nous avons observé, il nous a semblé que les granulations étaient d'abord constituées par une accumulation de leucocytes mononucléaires, puis par la désintégration de ceux-ci et formation de nodules.

QUATRIÈME PARTIE

Rôle de la rate dans les maladies infectieuses.

CHAPITRE PREMIER

Caractères généraux des altérations de la rate dans les maladies infectieuses. Renseignements qu'on peut en tirer au point de vue du rôle de la rate.

SOMMAIRE. — Le processus infectieux traduit son action dans les viscères de deux manières : par des phénomènes de réaction cellulaire, et par des lésions de dégénérescence. Dans la rate, organe mésodermique, ce sont les phénomènes de réaction cellulaire qui dominent.

Ces phénomènes se produisent surtout dans le corpuscule de Malpighi, et consistent en multiplication des lymphocytes et en formation de leucocytes adultes, phagocytaires, leucocytes mononucléaires et polynucléaires.

Cette multiplication et cette transformation se poursuivent dans la pulpe splénique.

Les lésions dégénératives se voient de même dans le corpuscule et la pulpe ; elles frappent tantôt les leucocytes isolément, tantôt elles forment de véritables foyers de nécrose.

Les toxines microbiennes agissent aussi sur les hématies, qui sont tantôt englobées dans les macrophages, tantôt transformées en pigment.

L'atrophie du corpuscule de Malpighi et la transformation fibreuse de l'organe peuvent être le résultat des infections prolongées.

Les bactéries se localisent surtout dans la pulpe splénique où elles sont libres le plus souvent ; il est rare de constater aux autopsies de la phagocytose dans la rate.

Dans les précédents chapitres nous avons décrit, sans chercher à les interpréter, les modifications qu'apportaient dans la rate, aussi bien chez l'homme que chez les animaux, les différentes infections spontanées ou expérimentales. Arrivé au terme de cette étude analytique, nous devons essayer de grouper dans un chapitre d'ensemble les caractères communs à ces diverses infections, de définir en un mot la nature des lésions de la rate infectieuse, comme cela a été fait pour le foie et le rein.

La maladie infectieuse, comme tend de plus en plus à le démontrer la théorie de la phagocytose, est une lutte, une réaction de tous les organes de l'économie contre l'envahissement des bactéries. Dans cette lutte, certains éléments entrent particulièrement en jeu pour la défense : ce sont les éléments mésodermiques, les endothéliums, les globules blancs, les cellules fixes du tissu conjonctif, tandis que les éléments plus hautement différenciés, tels que les épithéliums et en général les éléments nobles des organes subissent surtout l'action dégénérative des microbes ou plutôt des toxines microbiennes. Dans la rate qui est, comme nous l'avons vu, un organe mésodermique, une véritable ruche d'où les globules blancs peuvent essaimer dans tout l'organisme, ce doivent donc être *a priori* les phénomènes d'activité cellulaire, les phénomènes de réaction qui dominent.

Dès le début de l'infection générale de l'organisme, la rate entre en jeu, et sa participation au processus se traduit par l'augmentation souvent considérable de son volume, augmentation qui peut être très rapide, et est d'ordre presque exclusivement congestif. Cette congestion, qui est un fait banal, se produisant dans tous les organes lors de l'arrivée des bactéries, atteint dans la rate, à cause de son élasticité et de sa richesse vasculaire, des proportions insolites, et a pour premier résultat d'apporter à l'organe une quantité considérable d'oxygène.

Sous l'influence de cette action, et sans doute aussi sous l'influence des toxines microbiennes, le corpuscule de Malpighi, organite essentiellement actif puisqu'il est formé de cellules au stade embryonnaire, entre en jeu ; ses lymphocytes se multiplient (ce que traduit l'hypertrophie générale du corpuscule et les phénomènes de division directe ou indirecte des leucocytes qu'on y observe) et bientôt se transforment en des éléments plus parfaits, en leucocytes mononucléaires (1).

C'est là un fait capital, que nous avons observé dans toutes les infections humaines et expérimentales, et dont on peut saisir faci-

(1) Cette transformation, regardée comme très probable par CANTACUZÈNE dans un travail sur le choléra expérimental fait au lab. de Metchnikoff, est regardée comme démontrée par MASSART (Sur les modifications des leucocytes dans l'infection et dans l'immunisation, *Ann. Inst. Pasteur*, 1893) qui, comme nous, a vu toutes les phases de transition entre le lymphocyte et le leucocyte mononucléaire.

lement sur les coupes les diverses phases en étudiant les formes de transition : lymphocyte à noyau faiblement coloré et à chromatine liquide, lymphocyte à noyau vésiculeux et à protoplasma plus abondant, qui nous montrent la transformation du lymphocyte en leucocyte mononucléaire.

En même temps que se forment ces leucocytes mononucléaires dans les corpuscules, on voit également le nombre des leucocytes augmenter dans la pulpe et cette augmentation nous semble due : 1° au passage exagéré des leucocytes mononucléaires de la périphérie du corpuscule dans la pulpe, 2° à des phénomènes de multiplication qui se produisent directement dans les leucocytes mononucléaires de la pulpe splénique.

Cette transformation des lymphocytes en leucocytes mononucléaires n'est pas le seul fait observé. Dans un certain nombre d'infections, surtout dans l'infection pneumococcique, on assiste dans le corpuscule et dans la pulpe à une production extraordinairement active de leucocytes polynucléaires, comme nous l'avons déjà signalé, enfin il est fréquent de voir les endothéliums vasculaires de la rate se tuméfier et proliférer.

En résumé, au début des maladies infectieuses, tous les éléments mésodermiques de la rate prolifèrent et se transforment en formes adultes, les seules, comme on le sait, qui soient aptes à la lutte, et cette transformation est *un fait très général*, car elle ne se voit pas seulement dans les cas où les bactéries pénètrent dans la rate (fièvre typhoïde), mais aussi dans ceux où l'infection est restée localisée à un point quelconque de l'organisme (pneumonie).

La rate ne se modifie donc pas seulement pour lutter contre les bactéries qui l'envahissent, elle a un rôle plus étendu, et entre en activité toutes les fois qu'il y a infection dans un point quelconque de l'économie. Cette hypothèse est surabondamment démontrée par ce qu'on observe dans la pneumonie où, même dans les cas où il n'y a pas infection sanguine, les lymphocytes se transforment non seulement en leucocytes mononucléaires, mais même en *leucocytes polynucléaires* (1) que l'on voit en quantité considérable dans le corpuscule, dans les mailles de la pulpe et dans les capillaires veineux.

(1) Cette transformation du lymphocyte mononucléaire en leucocyte polynucléaire est admise par la plupart des auteurs. Massart en particulier, dans le travail que nous avons déjà cité, a bien montré toutes les formes de transition qui existent entre ces deux variétés de leucocytes.

Le processus fondamental de l'activité de la rate dans les maladies infectieuses est donc la production de leucocytes aptes à la lutte : leucocytes mononucléaires ou macrophages, leucocytes polynucléaires ou microphages.

A ces phénomènes d'activité cellulaire qui indiquent la part que prend la rate dans la défense de l'organisme s'ajoutent, comme dans tous les autres viscères, des phénomènes de dégénérescence cellulaire.

Ces phénomènes se manifestent sur les mêmes cellules que nous avons vues se diviser et proliférer, et souvent même semblent être plutôt l'indice d'une activité exagérée et pervertie de prolifération que d'une véritable dégénérescence. Ils s'observent dans la plupart des maladies infectieuses humaines et expérimentales, de préférence peut-être dans la fièvre typhoïde et la diphtérie, et sont dus à l'action des toxines microbiennes.

On doit les étudier dans le corpuscule de Malpighi et dans la pulpe splénique. Quel que soit leur siège, ils affectent deux modalités bien distinctes.

Dans un premier mode, il y a vraiment nécrose de la cellule ; le protoplasma se vitrifie, perd ses contours, le noyau se fragmente et ne tarde pas à se réduire en poussière, et bientôt à disparaître.

Dans un second mode, la dégénérescence de la cellule s'accompagne d'une prolifération exagérée du noyau qui se divise à l'infini, bourgeonne d'une façon exubérante, et produit ces figures nucléaires à la fois bizarres et élégantes que nous avons décrites dans la fièvre typhoïde et surtout dans la diphtérie.

Dans l'un ou l'autre mode de dégénérescence le résultat est d'ailleurs le même : c'est la mort de la cellule : qui tantôt disparaît, tantôt est englobée dans de gros leucocytes mononucléaires ou macrophages, chargés pour ainsi dire de débarrasser l'économie de tous les déchets organiques.

Les lésions de dégénérescence frappent tantôt des cellules isolées, tantôt toute une partie d'un corpuscule, tout un segment de la pulpe ; il en résulte la formation de foyers de nécrobiose caractéristiques, marqués surtout dans le corpuscule dans la diphtérie, dans la pulpe splénique dans la fièvre typhoïde.

Les lésions dégénératives frappent aussi les hématies ; les globules rouges sont englobés dans le protoplasma des leucocytes, soit sous forme d'éléments figurés, soit sous forme de pigment sanguin. Ces lésions sont à leur maximum dans la fièvre typhoïde et dans l'impaludisme; la surcharge pigmentaire des leucocytes est encore plus marquée dans certaines infections expérimentales, dans l'infection à streptocoque du lapin, dans le choléra expérimental; elles sont à rapprocher des destructions d'hématies que Pilliet a signalées dans la rate à la suite d'inoculation dans le sang de substances minérales toxiques.

Si la maladie infectieuse se prolonge, les lésions nécrobiotiques peuvent s'accentuer, la dégénérescence pigmentaire s'exagère encore, le corpuscule de Malpighi finit par s'atrophier, le réticulum s'épaissit, et l'on assiste à la transformation fibreuse, plus ou moins complète, de la rate, c'est-à-dire à la suppression physiologique de l'organe (impaludisme, tuberculose, etc.).

Telles sont, rapidement résumées, les modifications produites dans la rate par les infections microbiennes, que les bactéries restent localisées à leur foyer d'origine ou qu'elles se généralisent à tout l'organisme. Ces modifications sont donc surtout dues aux toxines microbiennes qui se généralisent à tout l'organisme, aussi bien dans les infections localisées que dans les infections générales.

Il nous reste à voir comment se comportent dans la rate les bactéries qui ont passé dans la circulation générale et se sont arrêtées dans les différents viscères.

L'examen des coupes de la rate nous montre, dans ce cas, que les bactéries sont presque toujours exclusivement arrêtées dans les mailles de la pulpe, et que les corpuscules de Malpighi en sont complètement dépourvus.

Dans les mailles de la pulpe, les bactéries sont tantôt isolées, tantôt, et le fait est fréquent, groupées en véritables colonies microbiennes.

D'une façon générale, ces bactéries sont pour la plupart libres dans les mailles de la pulpe, et ce n'est que rarement qu'on peut les voir dans l'intérieur des leucocytes. Quelquefois, cependant, elles sont bien dans l'intérieur d'une cellule, mais alors la cellule est mal colorée, les bactéries ont pullulé dans son intérieur, comme si elles avaient trouvé dans la cellule détruite un terrain de culture favorable.

Ce n'est que dans des cas exceptionnels, aux autopsies, qu'on voit des bactéries incluses dans des leucocytes en pleine activité, dans la fièvre récurrente par exemple, où à la fin des accès fébriles, lors de la leucocytose exagérée qui se produit à ce moment, il y a un englobement des spirilles par les microphages de la rate; dans la fièvre intermittente où à la suite des accès aigus, on voit les macrophages de la pulpe chargés de globules rouges contenant des hématozoaires.

La phagocytose manque donc le plus souvent, ou du moins ne peut être constatée dans la rate, à l'autopsie d'individus morts de maladie infectieuse; et si l'étude de la rate à l'autopsie nous montre la suractivité fonctionnelle de cet organe traduite par la production exagérée de leucocytes et la formation de leucocytes phagocytaires, elle ne nous permet que bien rarement d'assister dans l'organe à des phénomènes de lutte directe entre les bactéries et les leucocytes, et de conclure que la rate est un centre important de phagocytose pour les bactéries qui ont passé dans la circulation générale.

Cette absence habituelle de phagocytose dans la rate des individus morts de maladies septicémiques, n'a rien d'ailleurs qui doive nous surprendre, et ne doit pas nous faire conclure que la rate n'est pas un organe phagocytaire, car, par le fait même que nous pratiquons l'autopsie d'un individu, c'est que l'organisme a été vaincu dans sa lutte contre les bactéries, et que les phénomènes phagocytaires, par conséquent, ou ne se sont pas produits, ou ont été insuffisants.

Pour étudier le rôle phagocytaire direct de la rate, et pour chercher à expliquer les phénomènes d'activité fonctionnelle de l'organe que nous avons signalés, il faut donc se placer dans des conditions d'observation différentes, chercher à prendre sur le vif les phénomènes biologiques, essayer d'assister aux diverses péripéties de la lutte, pour ainsi dire, et ne plus se contenter d'essayer de reconstituer le combat par le seul examen du champ de bataille.

Pour arriver à ce but, deux moyens se présentent à nous :

1° Enlever la rate aux animaux, et voir comment ils réagissent contre l'infection lorsqu'ils sont privés de cet organe de défense;

2° Inoculer aux animaux des bactéries, en se rapprochant le plus possible des conditions des infections spontanées, et, sacrifiant les animaux aux diverses étapes du processus, surprendre pour ainsi dire les divers phénomènes qui s'accomplissent dans la rate.

CHAPITRE II

Renseignements fournis par l'expérimentation au sujet du rôle de la rate dans les maladies infectieuses.

SOMMAIRE. — 1° *Modifications apportées dans la résistance des animaux aux maladies infectieuses par la splénectomie* (1).

Expériences de Roger, de Kourloff, de Martinotti et Barbacci : la rate ne joue aucun rôle.

Expériences de Bardach, Soudakewitsch; la rate joue un rôle de protection grâce à ses phagocytes.

D'après Hankin, Montuori, Ogata, action bactéricide des humeurs de la rate.

2° *Modifications apportées dans les phénomènes de l'immunité par la splénectomie.*

Les résultats sont absolument contradictoires.

3° *Étude des modifications de la rate par l'emploi combiné de l'anatomie pathologique et de l'expérimentation.*

Les expériences de Soudakewitch, Hess, Metchnikoff, Wérigo, montrent le rôle phagocytaire des cellules de la pulpe.

Ce rôle serait cependant moins important, d'après Wérigo, que le rôle joué par les endothéliums du foie qui sont les véritables phagocytes.

Quant au rôle du corpuscule, il n'a guère été étudié jusqu'ici. Nos expériences sur l'infection charbonneuse du lapin nous ont montré dans ce corpuscule les mêmes phénomènes de multiplication et de transformation cellulaire que nous avions déjà retrouvés à l'autopsie des individus atteints de maladie infectieuse.

Elles nous ont aussi montré l'accumulation intense de leucocytes polynucléaires dans les mailles de la pulpe, comparable à celle que nous avons étudiée dans la rate pneumonique.

La rate dans les maladies infectieuses nous paraît donc surtout avoir pour rôle de fabriquer d'une façon surabondante des globules blancs.

1° *Modifications apportées dans la résistance des animaux aux maladies infectieuses par la splénectomie.*

Il est facile de pratiquer l'ablation de la rate chez un grand nombre d'animaux ; ceux-ci, le plus souvent, à la suite de cette opération, ne

(1) La plupart des détails contenus dans ce chapitre sont tirés de l'article que nous avons publié en collaboration avec Bruhl, dans le Manuel de médecine de Debove et Achard, article dans lequel nous nous étions tout spécialement occupé de la rate infectieuse.

sont même pas malades. Il semblait donc *a priori* qu'on pût facilement étudier les modifications qui se produisent, dans la force de résistance aux infections ou dans les phénomènes de l'immunité, chez les animaux dératés. Il n'en est rien cependant; comme nous allons le voir, chaque expérience positive a pour ainsi dire son corollaire dans une expérience inverse qui vient en détruire toute la valeur.

Dès 1888, Roger extirpe la rate à un certain nombre de lapins, puis au bout de quelques jours leur injecte dans les veines quelques gouttes d'une culture charbonneuse plus ou moins virulente ; mais les résultats qu'il obtient sont discordants : tantôt les animaux dératés périssent avant les témoins, tantôt ils succombent après eux.

Kourloff, la même année, à la suite d'inoculations sous-cutanées de microbes pathogènes et non pathogènes, conclut *que la rate ne joue aucun rôle dans la lutte*. C'est aussi l'opinion de Martinotti et Barbacci qui prétendent que, dans l'infection charbonneuse, la splénectomie des lapins et des cobayes n'a aucune influence sur la date d'apparition des bacilles dans le sang, sur la durée de la maladie, et sur l'époque de la mort. Cette ablation ne modifie ni la courbe thermique, ni le nombre des leucocytes, ni celui des hématies.

Tout autres sont les conclusions de Bardach (1) qui s'est placé dans des conditions très favorables d'expérience : il se sert non plus de petits animaux, mais de grands animaux comme le chien, qui supportent très bien la splénectomie et surtout ne sont pas soumis aussi facilement que les souris, les cobayes et les lapins à des infections spontanées. Enfin, il n'inocule ses animaux qu'un mois après la splénectomie, lorsqu'ils sont tout à fait rétablis.

Soudakewitch (2) a repris ses expériences à propos de la fièvre récurrente, et a vu que, tandis que les singes normaux résistaient bien à cette affection, les singes dératés succombaient; dans ce cas, on retrouvait les spirilles dans le sang, et il n'y avait dans aucun autre organe trace de phagocytose.

Dans un cas où, au cours de la splénectomie, on avait laissé une petite rate supplémentaire, Soudakewitch vit que les phénomènes

(1) Bardach. Le chien est normalement réfractaire à l'infection charbonneuse, puisque sur 25 chiens inoculés, 5 seulement meurent; après l'ablation de la rate, il devient très sensible et sur 25 chiens inoculés, 19 succombent.

(2) Dans un récent travail, Tiktine (*Revue médicale de Moscou*, t. X, 4, 1893. Le rôle de la rate dans la fièvre récurrente) conclut, contrairement à Souda-

phagocytaires, absents de tout l'organisme, étaient, au contraire, très manifestes dans cette petite rate. C'est donc au rôle phagocytaire de la rate qu'est due son influence protectrice.

Ce sont aussi, d'après Bardach, les phagocytes qui jouent le rôle actif, et non pas l'action bactéricide des humeurs, comme le prouve ce fait qu'on peut voir se développer la bactéridie charbonneuse dans les fragments de rate de chien mis à la chambre humide, bien que l'action des humeurs puisse s'y faire sentir.

Les humeurs de la rate ne seraient pas cependant sans action sur les bactéries, d'après certains auteurs. Hankin (1) a signalé la présence dans la rate d'une globuline microbicide. L'influence de l'ablation de la rate sur le pouvoir microbicide du sang a été surtout étudiée par Montuori. D'après cet auteur, chez le chien et le lapin, cette ablation supprime pour un certain temps le pouvoir microbicide du sérum sanguin, mais ce pouvoir reparaît bientôt, pour reprendre son activité initiale au bout de trois à quatre mois. Le pouvoir bactéricide du sang des animaux serait dû à un véritable ferment, qui, d'après Ogata, serait très abondant normalement dans le sang et dans la rate; ce ferment ferait défaut dans le sang après la splénectomie.

2° *Modifications apportées dans les phénomènes de l'immunité par la splénectomie.*

Le rôle de la rate dans les phénomènes de l'immunité naturelle ou acquise est très difficile à établir, car l'immunité, c'est là un fait bien démontré (2), n'est pas fonction d'un seul organe, et il est très difficile de définir ce qui appartient dans sa production à la rate ou aux autres

kewitch, que les singes inoculés avec des spirochœtes guérissent même quand la rate a été enlevée au préalable : les singes immunisés conservent l'immunité, de même, après ablation de la rate. Il attribue la mort des singes, dans le cas de Soudakewitch, à ce fait que cet auteur opérait en hiver. Or les singes tombent, au cours de la fièvre récurrente, dans un état de prostration telle que le moindre refroidissement les tue.

(1) Cité par Roger. Nous empruntons ces détails et ceux qui suivent, au sujet de l'action bactéricide du sérum, à l'excellente revue critique de Roger, La rate dans les maladies infectieuses. *Gaz. hebd.*, av. 1894.

(2) Bardach a montré que si la plupart des chiens dératés étaient susceptibles de prendre le charbon, il en était quelques-uns qui restaient réfractaires malgré l'ablation de la rate.

organes. D'autre part, les modes de vaccination employés pour conférer l'immunité aux animaux sont nombreux, et le rôle de la rate ne doit pas être le même selon qu'on emploie comme vaccin des bactéries vivantes mais atténuées, ou bien des vaccins chimiques, cultures filtrées ou stérilisées, ou bien du sérum d'animaux vaccinés.

Par l'emploi de cultures vivantes et atténuées, Bardach ne peut immuniser les lapins dératés contre la bactéridie charbonneuse, tandis que Kanthack leur donne l'immunité contre le bacille pyocyanique malgré l'extirpation de la rate.

Les résultats ne sont pas plus concluants à la suite de l'*emploi des vaccins chimiques*. Césaris Demel injecte des cultures filtrées de pneumocoque à un lapin dératé pour le vacciner ; huit jours plus tard, il pratique une inoculation virulente, et voit que la vaccination a échoué, puisque l'animal succombe aussi vite qu'un lapin neuf non vacciné pris comme témoin.

Tizzoni et Cattani, de même, ne peuvent rendre réfractaires contre le tétanos les lapins ayant subi auparavant la splénectomie.

Par contre, Foa et Scabia vaccinent les animaux dératés, aussi facilement que les animaux sains, contre le pneumocoque. Kanthack donne l'immunité aux animaux dératés, contre le bacille pyocyanique, par l'emploi de matières solubles, et Righi parvient à vacciner des souris contre la fièvre typhoïde expérimentale et le choléra, malgré l'extirpation de la rate.

Benario obtient les mêmes résultats. Les souris dératées peuvent être vaccinées contre la ricine dont on connaît les rapports avec les toxines microbiennnes ; il en est de même pour le tétanos, contrairement aux données de Tizzoni et Cattani.

D'après Kanthack et Benario, chez l'animal dératé et vacciné, le sérum conserve ses propriétés thérapeutiques.

Enfin, chez des animaux préalablement vaccinés, l'ablation de la rate n'enlèverait pas à ceux-ci l'immunité, comme l'a montré Bardach pour le charbon et Kanthack pour le bacille pyocyanique.

Le résumé rapide qui précède montre qu'on ne peut tirer aucun document, au sujet du rôle de la rate dans la défense de l'organisme, du mode d'expérimentation que nous venons d'étudier, car s'il faut tenir compte de faits positifs et aussi bien observés que ceux de

Bardach, le nombre des faits négatifs est trop considérable pour qu'il soit permis de généraliser et de déduire des expériences de cet auteur que la rate est l'organe principal où se concentre la lutte contre les bactéries.

3° *Étude des modifications de la rate par l'emploi combiné de l'anatomie pathologique et de l'expérimentation.*

L'étude anatomo-pathologique de la rate infectieuse nous avait montré quel développement prenait, sous l'influence de l'invasion des bactéries ou de leurs toxines, la fonction leucocytopoiétique de l'organe, mais ne nous avait permis que dans des cas exceptionnels de surprendre dans le parenchyme de l'organe des phénomènes de phagocytose.

L'étude, pleine de faits contradictoires, des modifications apportées dans l'évolution des maladies infectieuses et dans les phénomènes de l'immunité par l'ablation de la rate, ne nous a fourni aucun document nouveau au sujet du rôle joué par cet organe dans le cours des maladies infectieuses.

C'est à l'anatomie pathologique combinée à l'expérimentation que nous allons maintenant recourir, en étudiant dans la rate non plus ce qui se passe à l'autopsie d'individus dont l'infection a suivi et terminé son évolution naturelle, mais en cherchant à connaître ce qui se passe au cours même de cette infection, aux différentes étapes du processus infectieux.

Par cette méthode, en sacrifiant les animaux en expérience à des périodes plus ou moins avancées de la maladie infectieuse, on peut essayer de reconstituer les phénomènes intimes qui se passent dans la profondeur des parenchymes, étudier dans la pulpe les phénomènes phagocytaires, et chercher pour le corpuscule à vérifier le processus d'activité cellulaire que nous avons déjà maintes fois signalé.

L'étude des phénomènes intimes qui se passent dans la pulpe a été l'objet d'un certain nombre de travaux. Nous allons les rappeler brièvement.

Depuis longtemps on sait que les particules solides introduites dans le sang n'y séjournent pas, mais se déposent dans les organes, dans la rate en particulier où les cellules phagocytaires viennent les englober; Wérigo, qui a repris cette étude, a vu qu'introduites dans la circulation ces particules sont surtout englobées par les leucocytes du sang et en petite quantité par les endothéliums vasculaires du foie et les macrophages de la rate; la rate jouerait dans cette destruction un rôle bien inférieur au foie dont les endothéliums vasculaires, soit directement, soit par englobement des leucocytes chargés de carmin, fixeraient presque toute la matière colorante.

Wyssokowitsch a vu de même que les microbes injectés dans le sang des animaux à sang chaud disparaissaient du sang très rapidement, et s'accumulaient dans les viscères : foie, rate, moelle des os ; les bacilles non pathogènes seraient rapidement détruits, tandis que les pathogènes se multiplieraient et parviendraient ensuite à envahir le sang à nouveau.

Hess a montré que chez le rat blanc, qui est peu sensible à l'infection charbonneuse, on trouvait, lorsqu'on sacrifiait l'animal, un grand nombre de bactéridies dégénérées dans l'intérieur des phagocytes de la rate et du foie.

Gamaleïa a vu l'hypertrophie de la rate survenir chez les animaux après injection soit de bactéries pathogènes, soit de toxines, soit enfin de corps étrangers ; il a montré que la rate n'était grosse que dans les infections ayant duré plus de cinq à six heures, ce qui serait en faveur de cette opinion de Metchnikoff que l'hypertropie de la rate est en raison directe de la durée de la résistance. Gamaleïa montre surtout que, dans les cas où l'organisme résistait contre l'infection, les bactéries se fragmentaient et prenaient mal les colorants. C'est dans les cellules de la pulpe que se fait la destruction. Dans les cas où la mort de l'animal survient, c'est que les macrophages ne réussissent pas à détruire toutes les bactéries qui infectent l'organisme de leurs poisons.

Metchnikoff a repris ces expériences, et a vu que chez le rat blanc, qui est un animal peu sensible au charbon, la mort peut cependant survenir après inoculation de la bactéridie. Dans ce cas, on voit un grand nombre de bactéridies contenues dans l'intérieur des phagocytes de la rate et du foie, surtout dans les grands macrophages de la pulpe splénique, où les bactéridies apparaissent souvent entourées de vacuoles digestives, et prennent mal les colorants, ce qui est l'indice certain de leur dégénération.

Un récent mémoire de Werigo prouve bien encore le rôle de la pulpe splénique dans la phagocytose, mais montre que ce rôle est moins considérable qu'on ne l'admet généralement, et que la rate joue un rôle bien moins actif que le foie dans la destruction des bactéries.

Wérigo prend, comme base de son travail, le développement de l'infection charbonneuse chez le lapin, et étudie comparativement le foie et la rate aux divers stades de l'infection. D'après lui, les bactéridies injectées dans le sang sont arrêtées principalement par le foie, où elles sont englobées par les macrophages (1).

La rate n'arrête que relativement peu de bactéries, et le rôle joué par les cellules de la pulpe dans cette destruction est très faible en comparaison du rôle important des cellules endothéliales du foie.

La lutte est si faible dans la rate, que les bactéridies l'emportent rapidement sur les cellules de la pulpe, et que la rate devient un véritable centre de formation de bactéries ; *pendant un certain temps, les leucocytes polynucléaires* accumulés dans la pulpe se chargent des bactéries pour les porter au foie, mais ils sont bientôt vaincus à leur tour, et les macrophages hépatiques restés seuls pour la lutte ne peuvent suffire à détruire les bactéries formées dans la rate, qui envahissent tout l'organisme.

La rate joue donc, d'après cet auteur, un rôle relativement restreint, en tous cas bien moins important que le foie.

Nous-même, en sacrifiant des souris et des lapins inoculés avec des cultures de charbon, en pleine phase de résistance, alors qu'il n'y avait encore qu'un petit nombre de bactéridies dans les viscères, avons observé souvent les phénomènes de phagocytose décrits par les différents auteurs que nous venons de citer.

Dans la rate du lapin tué au début de la deuxième période d'infection charbonneuse généralisée, on ne voit sur les coupes qu'un petit nombre de bactéridies.

(1) Les bactéridies, comme les particules de carmin, sont absorbées par les leucocytes du sang, et ceux-ci, arrivés dans le foie, sont à leur tour, ainsi que les bactéries contenues dans leur intérieur, englobés par les cellules endothéliales des capillaires qui jouent le rôle de macrophages.

Celles-ci sont isolées, et ne forment sur aucun point ces feutrages caractéristiques, véritables colonies microbiennes, que l'on rencontre lorsque l'animal est mort au terme de l'infection.

Des bactéridies, les unes sont libres, les autres sont incluses dans le protoplasma des leucocytes; mais, tandis que les premières sont facilement colorables par la méthode de Weigert, les bactéridies incluses prennent mal le violet, sont réduites à une mince gaine périphérique, le centre n'étant plus visible, parfois elles sont même complètement fragmentées.

Les endothéliums vasculaires de la rate sont gonflés, mais il est rare de trouver des bactéridies dans leur protoplasma; il n'en est pas de même du foie où l'on observe un gonflement considérable de la plupart des cellules endothéliales, qui, du moins quelques-unes, contiennent des bactéridies dégénérées dans leur protoplasma.

Il nous reste à étudier maintenant le rôle du corpuscule de Malpighi dans les infections expérimentales; certains auteurs, comme Martinotti et Barbacci, indiquent bien les phénomènes de division des lymphocytes, mais sans y insister.

Nous aurions voulu étudier les modifications de ce corpuscule dans les diverses infections expérimentales, dans les infections localisées et dans les infections générales, en inoculant des bactéries peu pathogènes et des bactéries virulentes; le temps nous a manqué et nous n'avons pu étudier que ce qui se passe dans l'infection charbonneuse du lapin si on sacrifie le lapin au début de l'infection générale, alors qu'il y a déjà dans la rate quelques phénomènes de phagocytose, mais avant que l'infection générale soit définitive. Voici ce que nous avons observé.

Le corpuscule de Malpighi présente une multiplication intense de ses lymphocytes, qui souvent présentent des phénomènes de division directe, mais qui surtout se transforment en leucocytes mononucléaires.

Dans la pulpe, l'accumulation de leucocytes est intense; les mailles de l'organe et les capillaires veineux sont littéralement bourrés de leucocytes polynucléaires dont l'origine splénique n'est pas douteuse, car ils manquent dans la circulation artérielle générale comme le montre l'examen des autres viscères, tandis qu'ils sont encore en grand nombre dans les veines de la rate.

Cette expérience nous montre que, dès le début de l'infection générale de l'organisme, on peut voir ces accumulations de leucocytes, cette transformation de lymphocytes en formes adultes que nous avons signalée comme le caractère fondamental de la rate infectieuse.

L'accumulation de leucocytes polynucléaires dans la pulpe et dans les capillaires veineux n'est pas moins intéressante, surtout si on la rapproche des faits que nous avons observés dans la pneumonie et dans l'érysipèle.

On ne peut donner une formule unique du mode de réaction de la rate dans l'infection de l'organisme, car, selon les toxines, selon les bactéries en présence, l'activité du corpuscule de Malpighi sera plus ou moins éveillée, les phénomènes de nécrose arriveront plus ou moins rapidement. On peut cependant déduire de toute cette étude anatomo-pathologique que, dans les maladies infectieuses, la fonction de la rate est avant tout, aussi bien dans les infections localisées que dans les infections générales, de fabriquer d'une façon plus ou moins intensive des leucocytes et des leucocytes adultes qui de la rate peuvent diffuser dans tout l'organisme, et accomplir vis-à-vis des bactéries et même des toxines, selon les besoins de la défense, leur œuvre de protection.

CONCLUSIONS

Organe d'origine mésodermique, la rate est essentiellement constituée par une trame réticulée, qui enferme dans ses mailles, sur certains points, exclusivement des cellules embryonnaires (corpuscules de Malpighi), et dans tout le reste de son étendue un mélange d'hématies et d'éléments lymphatiques à divers stades de leur évolution.

Organe hématopoiétique chez le fœtus (pulpe splénique), la rate est *surtout chez l'adulte un organe leucocytopoiétique*. C'est dans le corpuscule que se fait cette formation de leucocytes, la pulpe ayant surtout pour rôle de permettre aux leucocytes d'achever leur transformation.

Cliniquement, la rate normale n'est pas perceptible ; hypertrophiée, elle devient facilement appréciable par la percussion, quelquefois même par la palpation.

Cette hypertrophie constitue un des symptômes les plus importants des maladies infectieuses générales ; elle manque d'ordinaire ou est peu prononcée dans les infections locales. Elle est due presque exclusivement à la congestion de l'organe.

Les modifications apportées par les maladies infectieuses dans la structure de la rate sont de deux ordres :

1° Les unes ne sont pas à proprement parler des lésions, mais l'indice de la suractivité fonctionnelle de l'organe (hypertrophie des corpuscules de Malpighi, multiplication directe ou indirecte des lymphocytes, ou transformation de ceux-ci en leucocytes, mono et polynucléaires, c'est-à-dire en leucocytes aptes à la phagocytose, enfin processus identique de multiplication que l'on observe dans les mailles de la pulpe) ;

2° Les autres sont de véritables lésions, d'ordre surtout dégénératif; elles frappent aussi bien le corpuscule que la pulpe, et consistent dans des phénomènes de nécrose plus ou moins variés qui portent tantôt sur des éléments isolés, tantôt sur des fragments de corpuscule ou des segments de pulpe splénique, et déterminent la formation de véritables foyers de nécrobiose plus ou moins étendus.

Elles se traduisent encore par l'apparition dans la pulpe et dans les capillaires sanguins de grands leucocytes mononucléaires (macrophages) dans le protoplasma desquels on retrouve des produits de dégénération cellulaire (petits leucocytes mono et polynucléaires, débris nucléaires, etc.).

Ces lésions dégénératives frappent aussi les hématies, qui sont englobées dans les macrophages ou réduites à l'état de pigment.

Toutes ces modifications se rencontrent à des degrés divers, aussi bien dans les infections générales que dans les infections locales; elles constituent les caractères anatomo-pathologiques de la rate infectieuse.

Quant aux bactéries, absentes de la rate dans les infections localisées, elles se rencontrent dans les autres cas dans les mailles de la pulpe splénique où elles constituent souvent de véritables colonies.

Ces bactéries d'ordinaire libres sont parfois incluses dans les leucocytes mononucléaires qui, dans la rate, jouent le rôle de phagocytes.

L'étude de ces modifications de la rate dans les cas d'infection fait déjà prévoir le rôle de cet organe dans la défense de l'organisme.

Les diverses expériences entreprises pour montrer la manière dont se comportent les animaux dératés dans les infections expérimentales n'apportent guère de nouvelles preuves de ce rôle.

Il n'en est pas de même de la méthode expérimentale qui consiste à sacrifier les animaux inoculés, à des stades divers du processus infectieux, et à prendre pour ainsi dire sur le vif les phénomènes biologiques.

Cette méthode nous permet d'assister au rôle phagocytaire des cellules de la pulpe, bien mieux qu'on ne le voit aux autopsies des individus chez lesquels la maladie avait suivi son évolution naturelle. Elle nous permet encore de contrôler l'importance des phénomènes d'activité fonctionnelle du corpuscule, de telle sorte que nous pouvons conclure que *la rate est moins un organe de combat* où les bactéries qui ont pénétré dans la circulation sanguine sont aux prises avec les phagocytes, qu'*un centre de production où se fabriquent, pour être portés aux points envahis, les leucocytes phagocytaires* véritables armes défensives de notre économie.

INDEX BIBLIOGRAPHIQUE

Structure de la rate.

Frey. — *Traité d'histologie*, trad. française, 1877.
Cornil et **Ranvier.** — *Manuel d'histologie pathologique*, 1882.
Ranvier. — *Traité d'histologie technique*, 1881.
Kölliker. — *Traité d'histologie*, trad. par MARC SÉE, 1873.
Billroth. — *Beitr. zur vergl. Histologie der Milz.*
W. Muller. — Ueber den feineren Bau der Milz. In *Nachr. v. der. Ges. der Wiss. zu Göttingen*, 1862.
Siredey. — *Recherches sur l'anatomie pathologique de la fièvre typhoïde. Lésions des organes lymphoïdes.* Th. Paris, 1883.
— *Dictionnaire Encycl. des sc. méd.*, article « Rate ». CH. ROBIN, t. II, 3e série.
Testut. — *Traité d'Anatomie*, Paris, 1894.
Vallée. — *Contribution à l'étude de la rate chez l'enfant.* Th. Paris 1892.
Vallée et **Gastou.** — Id. *Revue mens. des maladies de l'enfance*, 1892.
Fleury. — *Anatomie de la rate.* Th. Paris, 1893.
— *Manuel de médecine de Debove et Achard*, t. V, art. « Rate », BRUHL et F. BEZANÇON.
Laguesse. — Note sur le réticulum de la rate. *Soc. de biol.*, 1893.
Denys. — Note préliminaire sur la structure de la rate. *Bull. de l'Acad. de méd. belge*, 1888.
Cantacuzène. — *Mode de destruction du vibrion cholérique dans l'organisme.* Th. Paris, 1894.
Pilliet. — Étude histologique sur les altérations séniles de la rate, etc. *Arch. de méd. exp.*, juillet 1893.
Emilianoff. — Sur le rôle de la rate au point de vue de la composition morphologique du sang, etc. *Arch. des sc. biol. de St-Pétersbourg*, 1893.
Schweigger Seidel. — In *Virchow's Arch.*, t. XXIII.
Axel key. — Zur anatomie der Milz. *Virchow's Arch.*, t. XXI.
Stieda. — Zur histologie der Milz. In *Virchow's Arch.*, t. XXIV.
Fusari. — *Arch. ital. de biol.*, XIV, 1893.
Laguesse. — Notes sur le développement des veines de la rate. *Soc. de biol.*, 1890.
— Développement de la rate chez les poissons, th. de Doct. ès sciences, 1890, et *Journal de l'Anat.*, 1890.
— Développement du tissu réticulé chez l'embryon du mouton. *Soc. de biol.*, 1891.
G. Pouchet. — Évolution et structure des éléments du sang chez le triton. *Journ. de l'Anat.*, janvier 1879.

Séméiologie.

Dictionnaire encycl. des sc. méd. — Article « Rate » de BESNIER.
Leichtenstern. — Separatabbruck aus *Goschen's deutscher Klinik*, 1873.

Schuster. — *Die Percussion der Milz.*, 1866.
Quinquaud et **Nicolle.** — Étude clinique sur l'hyp. de la rate dans la syphilis acquise. *Ann. de dermatol.*, 1892.
Lieffring. — *Ectopie de la rate.* Th. Paris, 1894.

Physiologie.

Dict. encycl. des sc. méd., t. II, 3e série, article « Rate ». Ch. ROBIN.
Dict. de méd. et de ch. pratique, t. XXX, article « Rate ». M. JEANNEL.
Tarchanoff. — Ueber die Innervation der Milz. *Arch. für die gesammte Physiologie von Pflüger*, 1873.
Herzen. —*Arch. de physiologie*, 1894.
Kölliker. —*Embryologie*, trad. SCHNEIDER, 1882.
Hayem. *Du sang.* Paris, 1889.
Ranvier. — *Ouv. cité.*
Laguesse. — Sur la régénération du sang après la saignée, etc. *Soc. de biol.*, 1890.
Malassez et **Picard.** — Recherches sur les modifications qu'éprouve le sang dans son passage à travers la rate. *Comptes rendus de l'Ac. des sciences*, 1874.
Malassez. — *Société de biol.*, février 1893.
Luzet. — *Anémies de la première enfance.* Thèse, Paris, 1891.
Lœwit. — Ueber die Bildung rother und weisser Blutkörpörchen. *Sitzungbl. Wien. Akad.*, 1883.
Foa et **Salvioli.** — Sull'origine dei globuli rossi del sangue. *Arch. p. l. Soc. méd.*, IV, I.
Neumann. — Neue Beiträge z. Kenntniss. d. Blutbildung. *Arch. der Heilk.*, 2 novembre 1874.
Bizzozero. — *Centralbl. f. d. med. Wiss.*, 1881.
Foa et **Carbone.** — Beiträge z. Hist. u. Physiopath. der Milz der Saugethiere. *Ziegler's Beiträge*, Bd. V, 1889.
Emilianoff. — *Ouv. cité.*
Vulpius. — *Beiträge z. klin. Chir.*, XI.

Fièvre typhoïde.

Louis. — *Recherches an. path. sur la fièv. typh.* Paris, 1829.
Trousseau. — *Clinique médicale de l'Hôtel-Dieu.*
Hoffmann. — *Unters. u. die Veranderungen der Organen beim abdominal Typhus.* Leipzig, 1869.
Billroth. — *Virchow's Archiv.*, 1874.
Griesinger. — *Traité des maladies infectieuses.* Paris, 1877 (trad. VALLIN).
Murchison. — *La fièvre typhoïde.* Paris (trad. LUTAUD), 1878.
Cornil et **Ranvier.** — *Manuel d'histologie pathologique.*
Sanarelli. — Fièvre typhoïde expérim. *Ann. Inst. Pasteur*, 1894.
Leudet. — *Études de clinique médicale.* Paris, 1889.
Cruveilhier. — *Traité d'anatomie pathologique générale.*
Rokitansky. — *Handbuch der Path.*, Wien., 1842.
Birch-Hirschfeld. — Der Acute Milztumor. *Arch. der Heilkunde*, 1872.

Mossler. — *Manuel de Ziemssen.*
Ewald. — *Encyclopédie d'Eulenburg.*
Wagner. — *Arch. für Heilkunde*, 1860-61.
Eichhorst. — *Traité de path. interne*, t. IV (trad. franç.).
Cornil et **Babès.** — *Les bactéries*, 1890.
Siredey. — Ouv. cité.
— *Dictionnaire encyc. des sc. méd.*, article « Fièvre typhoïde ». G. LEMOINE t. XVIII, 3e série.
— *Dictionnaire de méd. et chir. pratiq.* — Id. HOMOLLE, t. XXXVI.
Chantemesse. — Article « F. typhoïde ». *Traité de méd. Charcot-Bouchard*, t. I.
Bruhl et **Bezançon.** — Article « Rate ». *Manuel de méd. Debove et Achard*, t. V.
Déhu. — *Etude sur le rôle du bacille d'Eberth dans les complications de la fièvre typhoïde.* Th. Paris, 1893.
Marigliano. — *Centralblatt für die med. Wissenschaft*, 1882.
Hein. — *Centralblatt für die med. Wissenschaft*, 1884.
Philippowichs. — *Wien. med. B.*, n° 6, 1886.
Lucatello. — *Boll. di Academ. di Genova.* II, 3, 1887.
Chantemesse et **Vidal.** — *Mémoires sur la fièvre typhoïde.*
Chantemesse. — *Semaine médicale*, novembre 1889.
Courtet. — *Emb. gastr. fébrile.* Th. Paris, 1890.
Vaillart et **Vincent.** — *Société méd. des hôp.*, 14 mai 1890.

Fièvre récurrente.

Ponfick. — *Arch. de Virchow*, 1874.
Griesinger. — *Traité des maladies infectieuses*, (trad. Vallin), 1877.
Metchnikoff. — Théorie des phagocytes. *Ann. Inst. Past.*, 1887.
Soudakewitch. — Recherches sur la fièvre récurrente. *Ann. Inst. Past.*, 1891.

Typhus.

Dictionnaire encycl. des sc. méd., article « Typhus ». JACQUOT, t. XVIII, 3e série,
Griesinger. — *Ouv. cité.*
Thoinot. — Article « Typhus ». *Traité de méd. Charcot-Bouchard*, t. II.
Dubief et **Brülh.** — Contrib. à l'étude anat. path. et bact. du typhus exanth. *Arch. de méd. exp.*, 1894.
Gouget. — Rev. générale. *Semaine médicale*, 1893.
Catrin. — Rev. générale *Gaz. des hôpit.*, 1893.

Fièvre jaune, ictères infectieux.

Griesinger. — *Ouv. cité.*
Chauffard. — *Traité de méd. Charcot-Bouchard*, t. III.

Impaludisme.

Dictionnaire encycl. des sc. méd., article « Rate ». BESNIER. Article « Fièvre intermittente ».

Kelsch et **Kiener**. — *Maladies des pays chauds.*
Griesinger. — *Ouv. cité.*
Catrin. — *Paludisme chron.*, 1 vol. Bibl. Charcot-Debove.
Rendu. — *Leçons de clinique médicale.*
Cornil et **Ranvier**. — *Ouv. cité.*
Zuber. — Abcès de la rate. *Revue de méd.*, 1882.
Grandmoursel. — *Abcès de la rate.* Th. 1885.
Fassina. — *Abcès de la rate dans les maladies infectieuses, en particulier a malaria.* Th. 1889.
Danilewsky. — Contribution à l'étude des phagocytes. *Ann. Inst. Pasteur*, 1890.
Collin. — Abcès et gangrène de la rate dans les affections paludéennes. *Mém. de méd. militaire*, 1860.

Syphilis.

Dictionnaire encycl. des sc. méd., article « Rate ». Besnier.
Quinquaud et **Nicole**. — *Ouv. cité.*
Parrot. — Syph. héréd., 1886.
Samuel Gée. — *The British med. Journ.*, 1867.
Tissier. — Syphilis héréditaire, etc. *Ann. de dermatologie*, 1885.
Cornil et **Ranvier**. — *Ouv. cité.*
Sevestre. — *Clinique infantile*, p. 66.
Baginski. — *Traité des mal. de l'enfance*, t. I.
Chauffard. — *Semaine médicale*, 1er juillet 1891.
Fournier. — *Syph. héréd. tardive*, p. 650, 1886.
Lancereaux. — Études sur les lésions viscerales susceptibles d'être rattachées à la syphilis constitutionnelle. *Gaz. heb. de méd.*, 1864.

Tuberculose.

— *Dictionnaire encycl. des sc. méd.*, article « Rate » de Besnier. Article « Phtisie » de Hutinel et Grancher.
Hérard, **Cornil** et **Hanot**. — *La phtisie*, éd. 1888.
Cornil et **Babès**. — *Les bactéries*, 1890.
Queyrat. — *Contrib. à l'étude de la tub. du premier âge*, 1886.
Aviragnet. — *De la tuberculose chez les enfants.* Th. Paris, 1892.
Medail. — *Hypertrophie de la rate, sa valeur diag. de la tub. du premier âge.* Th. Paris, 1889.
Yersin. — Études sur le dév. du tub. expér. *Ann. Inst. Past.*, 1887.
Borrel. — Tuberculose pulm. expérimentale. *Ann. Inst. Past.*, 1893.

Fièvres éruptives.

D'Espine et **Picot**. — *Manuel mal. des Enfants.*
Klein. — *Lancet*, 1871, I.
Cornil et **Babès**. — *Les bactéries*, 1890.

Marie Raskin. — *Centralbl. f. Bakteriol.*, 1889, t. V.
— *Dict. enc. des sc. méd*, article « Variole ».
— *Dict. de méd. et chir. prat*, article « Variole ».
Montefusco. — *B. Acad. de méd. de Paris*, 1887.

Pneumonie.

Ettlinger. — *Étude sur le passage des microbes path. dans le sang.* Th. Paris, 1893.
Tschistowitch. — Sur la quantité des leucocytes du sang dans les pneumonies à issue mortelle. *Arch. des sc. biol. de St-Pétersbourg*, 1893.
Bieganski. — Sur la leucocytose dans la pneumonie fibrineuse. *Przegl. lekareki*, 1893.

Grippe.

— *Société médicale des hôpitaux.* Séances de l'année 1890.
Kouskow. — An. path. de la grippe. *Gaz. clin. de Botkine*, 1893.

Érysipèle. — Fièvre puerpérale.

Hartmann. — *Arch. f. Hygiene*, 1887.
Achalme. — *Considérations pathol. et an. path. sur l'érysipèle.* — Th. Paris, 1893.
Widal. — *Infection puerpérale.* Th. Paris, 1889.

Choléra.

Kelsch et **Vaillard.** — Contr. à l'anat. path. du choléra asiat. *Arch. de phys.*, 1885.
Galliard. — *Le choléra.* Biblioth. Charcot-Debove.
Lesage. — *Le choléra.* Encycl. de Leauté.
Stiller. — Rate dans le choléra. *Berliner klin. Wochensch.*, 1893.

Diphtérie.

Bizzozero. — Beiträge zur Path. Anat. der Dipht. *Med. Jahrbucher*, Wien, 1876.
Œrtel. — *Die pathogenese der Epidemischen Diphterie.* Leipzig, 1887.
Roux et **Yersin.** — *Ann. Inst. Pasteur*, 1888.
Morel. — *Contrib. à l'étude de la diphtérie.* Th. Paris, 1891.

Infections expérimentales.

Cantacuzène. — Thèse citée.
Yercin. — Études sur le dev. du tub. expér. *Ann. Inst. Pasteur*, 1887.
Gilbert et **Lion.** — De la tuberculose exp. du foie. *Soc. de biologie*, nov. 1888.
Leredde. — *Anat. path. de la morve.* Th. Paris, 1893.
Pilliet. — Action sur la rate de quelques poisons du sang. *Arch. de méd. expérimentale*, 1894.

Du rôle de la rate dans les maladies infectieuses.

Roger. — La rate dans les maladies infectieuses. *Gaz. hebdom.*, avril 1894.
Charrin. — Path. génér. infectieuse, p. 131. In *Traité de méd. Charcot-Bouchard*, t. I.
Kourloff. — *Vratch*, novembre 1888.
Martinotti et **Barbacci.** — *Centralb. f. allg. Path.*, 1890.
Bardach. — Recherches sur le rôle de la rate dans les maladies infectieuses. *Ann. Inst. Pasteur*, 1890 et 1891.
Danilewsky. — Contribution à l'étude des phagocytes. *Ann. Inst. Pasteur*, 1890.
Soudakewitch. — *Ouv. cité.*
Montuori. — Influenza dell ablazione della milze sul potere microbic. del sangue. *Riforma medica*, 1893.
Kanthack. — *Centralbl. f. Bakteriologie*, 1892.
Césaris Demel. — *Riforma medica*, 1891.
Tizzoni et **Cattani.** — *Centralbl. f. Bakteriologie*, 1892.
Foa et **Scabia.** — *Riforma medica*, 1892.
Righi. — *Riforma medica*, 1893.
Benario. — De l'influence de la rate sur l'immunité. *Deutsche med. Woch.*, 1894.
Werigo. — Développement du charbon chez le lapin. *Ann. Inst. Pasteur*, 1894. Les globules blancs protecteurs du sang. *Ann. Inst. Pasteur*, 1892.
Wyssokowitsch. — Sur le sort des micro-organismes injectés dans le sang des animaux à sang chaud. *Zeitschrift f. Hygiene*, 1886.
Hess. — *Arch. de Virchow*, 1887.
Gamaleïa. — Sur la destruction des microbes dans les organes des fébricitants. *Ann. de l'Inst. Pasteur*, mars 1888.
Metchnikoff. — Études sur l'immunité. *Ann. de l'Inst. Pasteur*, 1890. Théorie des phagocytes. *Ann. Inst. Pasteur*, 1892.

TABLE DES MATIÈRES

TROISIÈME PARTIE

QUATRIÈME PARTIE

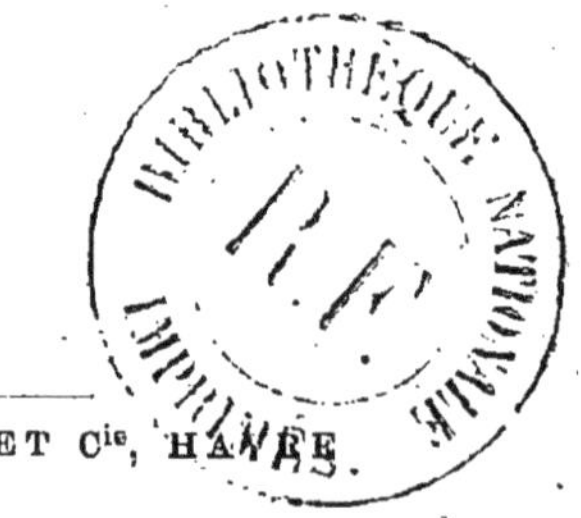

IMPRIMERIE LEMALE ET Cie, HAVRE.

IMPRIMERIE LEMALE ET Cie, HAVRE

www.ingramcontent.com/pod-product-compliance
Ingram Content Group UK Ltd.
Pitfield, Milton Keynes, MK11 3LW, UK
UKHW012225240726
13966UKWH00003B/954

9 782012 966307

MONOGRAPHIES

de

LABASTIDE-SAINT-PIERRE

CORBARIEU ET CAMPSAS

contenant les Légendes de la

MARTYRE DU CLAUX, DE L'HÉROINE DE SAINT-PIERRE

ainsi que la

CHARTE DE CORBARIEU

PAR

Pierre PANISSARD

Ex-Directeur des Écoles de Labastide et de Valence-d'Agen

Instituteur honoraire, Officier d'Académie

MONTAUBAN

IMPRIMERIE ET LITHOGRAPHIE GEORGES FORESTIÉ

23, rue de la République, 23

1907

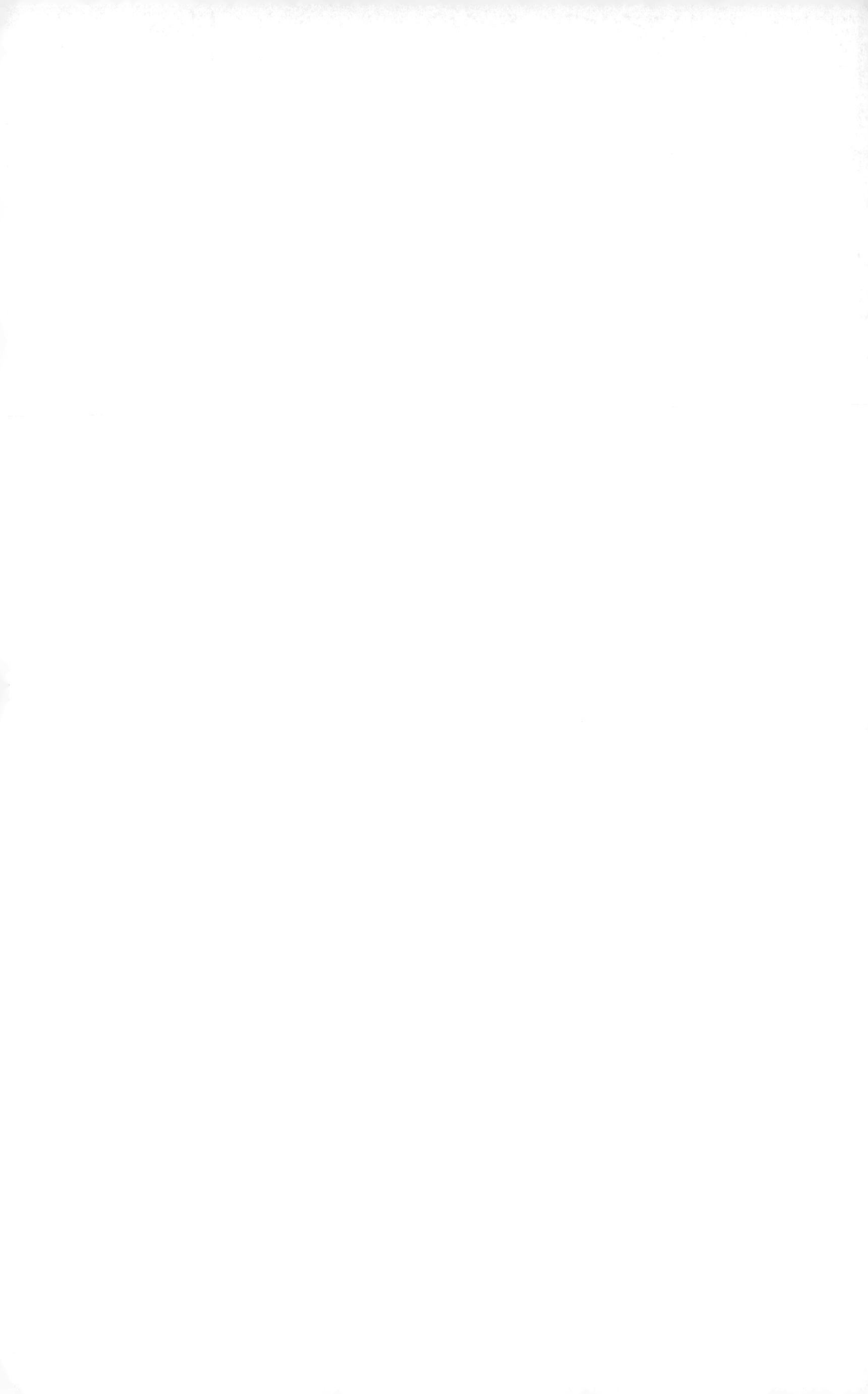